UNTHINKABLE
不可思议的大脑

Helen Thomson

［英］海伦·汤姆森 著　孙昱姣 译

湖南科学技术出版社

目录
Contents

大脑的神奇之旅

有些瞬间令人永生难忘，比如当我第一次看到人脑标本。它就摆在桌上，用来固定标本的福尔马林散发出一股刺鼻的气味，久久挥之不去。

这并不是唯一的一个头颅，房间里总共有六个不同解剖断面的人脑标本。我面前的这个是从下颌骨下方切开，然后再沿鼻腔一分为二。看得出它生前属于一位年迈的绅士：额头上深深的皱纹仿佛在诉说主人漫长的一生。我绕着桌子细细端详，看到了大鼻子里探出的几根灰白鼻毛，一条不羁的眉毛和颧骨上方的一小块紫色瘀伤。而大脑就在这坚实的颅骨之中。

它灰中泛黄的色调和纹理不禁让人联想起一个闪闪发亮的焦糖布丁，尤其最外层就像是撒了一圈核桃碎。它凹凸有致，这里的一块像是碎肉，而背面的一块又像一颗干瘪的花椰菜。要不是严禁触摸，我真想用手指感受一下它光滑的轮廓。我尽可能地靠近它，想象这个大脑曾拥有过怎样的一生。我亲切地称它为克莱夫。

我一直热衷于了解人们的生活，也许这就是我大学期间痴迷于脑科学的原因。归根结底，这两者是密不可分的：我们感受到的每件事，我们所经历或讲述的每个故事，都要归功于颅骨之中的这重达 1.5 千克的组织。

当然这个今天看来顺理成章的观点并非一直那么显而易见。在一部名为《艾德温·史密斯纸草文稿》（ Edwin Smith Papyrus）的手稿中，古埃及人第一次提到"大脑"这个名词。他们写道，识别大脑的方法是"把手伸到内部的伤口，用手指轻弹感受它的颤动"[①]。很显然这是个不被重视的器官：如果头部受了伤，他们就在上面涂些膏油，然后测量病人的脉搏，"来检测他的心脏……以获取有用的信息"。因为当时的人们普遍认为，我们的思维是存在于心脏而非大脑里，所以人死后，心脏会被妥善地处理并保存在体内，让亡灵得以顺利地转生，而大脑则通过鼻腔被一点点掏出来扔掉。

大约公元前 400 年，柏拉图认识到大脑才是不朽的灵魂的居所，之后这个理念逐渐在医学界受到重视。尽管柏拉图的理论影响了后世的许多学者，但当时的人们并没有被说服。即使是柏拉图最器重的学生亚里士多德，也坚信灵魂存在于心脏之中。当时的医生不倾向打开人的遗体，因为担心影响灵魂转生。所以亚里士多德的论断主要基于各种动物解剖：许多动物的大脑微乎其微，又怎么可能胜任如此重要的角色呢？

亚里士多德宣称，心脏扮演着理性灵魂的角色，为身体的其他部分提供生命。大脑只是一个冷却系统，调节心脏的"温度和沸腾程度"。[2]

（稍后我们会谈到，可能这两个人都是对的：如果没有心灵和大脑的彼此沟通，你就无法进行思考或感受。）

到了公元前 322 年，人们终于有机会进行人脑解剖。古希腊的解剖学家，希罗菲卢斯（Herophilus）和埃拉西斯特拉图斯（Erasistratus）不再专注于灵魂的问题，而是展开了一系列基础生理研究。他们发现了从大脑到脊柱再延伸至身体各处的纤维网络——现在被我们称为神经系统。

然而，大脑真正成为故事的主角是在古罗马角斗士的竞技场中。因为古罗马律法禁止解剖人脑，身兼哲学家、医师和作家的克劳迪亚斯·盖伦（Claudius Galen）只能前往尘土飞扬的竞技场，通过治疗头破血流的角斗士来窥见大脑的解剖结构。

事实上，盖伦最有名的实验是猪的活体解剖。当着一群观众的面，他割开了连接着大脑和猪声带的咽神经，尖叫嘶吼的猪当场安静下来，令围观群众瞠目结舌。就这样，盖伦首次在公开场合向人们揭示出，操控我们行为的是大脑而非心脏。

盖伦还在人脑中发现了四个腔，后来被称为脑室。我们现在知道，这些脑室是脑内部充满脑脊液的一组腔隙结构，以保护大脑免受物理撞击和疾病侵扰。但在当时，盖伦颇具影响力的理论却被认为在这些脑室中悬浮着我们不朽的灵魂，它们被传递到"生物精气"中，再被输送到身体各处。当时的基督教会高度推崇这个理论，因为他们对人脑是灵魂的物质基础这一说法充满焦虑：如果灵魂存在于如此脆弱的肉体中，它如何能做到不朽？而灵魂存在于这些"虚无"的空间中听起来要合理多了。

盖伦的大脑学说统治了长达1500年，而宗教也一直鼓励人们继承发扬他的理论。举例来说，笛卡儿著名的理论主张：心与身体是分离的（现在称为"二元论"），心是非物质的且不服从物理定律，它通过松果体——大脑深处的一个小叶状区域，来发号施令。松果体会移动，并释放出某种特定的生物精气，来满足灵魂的需要。笛卡儿之所以要区分这两者，是为了驳斥当时那些"无信仰人士"，他们坚称灵魂不朽的说法需要有科学依据。

而到了17世纪，在英国牛津激烈的争论愈演愈烈。在这座大学城的小巷深处，一位名叫托马斯·威利斯（Thomas Willis）的年轻医生正在准备一场手术。

当着众多解剖学家、哲学家和感兴趣的公众，他将一具尸体的躯干和大脑切开，为观众展示其复杂的解剖结构。由于得到了查理一世国王的特许，他可以解剖任何被处死的罪犯尸首。因此，他绘制了细致入微的人类大脑图谱，而且相传他已经"对开颅成瘾"了。③

正是从威利斯的手术开始，大脑是人类的标志这一概念才渐渐深入人心。他通过观察病人生活中的行为变化，将其与尸检过程中看到的病变联系起来。举例来说，他注意到一些后枕部痛的人，也就是靠近小脑的大脑区域，经常有心绞痛。为了证明这两者的关联，威利斯活体解剖了一条狗，钳住连接两个区域的神经，狗的心跳当即停止并瞬间死亡。威利斯后来还研究了大脑中的化学递质是如何对行为产生影响的：包括做梦、想象和记忆，这是一个他称之为"神经化学"的项目。

在19世纪，德国解剖学家弗朗茨·约瑟夫·加尔（Franz Joseph Gall）提出的脑功能定位说进一步加深了人们对大脑的理解。他认为大脑由一个个隔室组成，每个隔室各司其职，比如有的负责诗词歌赋的天赋，有的则掌管着杀戮的本能。他还认为头骨的形状可以决定个性。加尔有位朋友眼球突出，而且他有着过人的记忆力和语言天赋，他就认定负责这些功能的脑区位于眼睛后方，而正是由于这些区域太大导致眼球鼓出来。尽管后来颅相学被证明是伪科学，但加尔关于大脑机能定位的理念是具有前瞻性的，他甚至对有些区域的功能进行了正确的解读。例如，他认为"欢愉的器官"在前额眼睛的正上方。后来有神经科医生刺激这个区域，果然可以令病人开怀大笑。

加尔的观测法标志着几百年来的形而上研究的结束，终于迎来了脑科学的新时代。不久之后，人们渐渐接受了原子和电子的概念，脑科学也告别了过去的"生物精气"学说。神经不再是一根根满足灵魂需要的空心管道，而是一群可以产生电信号的细胞。

到了19世纪，科学家们开始流行用电极刺激来定位各个脑区的功能（能以自己的名字命名这些区域显然是一个主要因素），而20世纪中叶的科学家开始更多关注各个脑区之间是如何交流沟通的。他们发现在解释复杂行为时，不同脑区之间的交流方式比任何一个单独区域的活动有着更重要的作用。功能性磁共振成像、脑电图和CAT三维断层扫描使我们能够看到大脑的精细结构，甚至可以研究大脑在高速运行过程中的各种活动。

通过这些研究我们现在已知，在头颅中颤动着的重达三斤的组织有180个不同的区域。而我在布里斯托大学的解剖学室中，想要详细深入地了解每个区域。

面对眼前的克莱夫，我可以直接看到人脑中最明显的区域——大脑皮层。大脑皮层是大脑的最外层结构，它被分成两个几乎相同的半球。我们一般将每个半球划分为四大区域（脑叶），它们共同构成了我们最重要的大脑功能。当你摸额头时，手指触碰的那个脑区被称为额叶，它的作用是帮我们做出决策，控制情绪，并帮助我们理解他人。它赋予了我们各种性格特质：我们的雄心壮志，我们的远见卓识，还有我们的道德准则。用手指继续沿着头侧摸到耳朵，你会找到颞叶，它能让我们理解词汇和言语的含义以及识别人脸。手指从这里向上一直到头顶，你就到达了顶叶，这个区域负责我们的很多感受功能和某些语言功能。最后沿着后脑勺下去就是枕叶，它的主要职责是视觉处理。

在这个大脑的后面还有一团小小的花椰菜状的"小脑袋"。这就是小脑,它对我们的协调、运动和姿势至关重要。最后,如果轻轻撬开两个半球(有点像掰开桃子露出桃核儿),你就会看到脑干,这个区域是我们用来控制呼吸和心跳的;以及丘脑,它作为一个宏大的中转站负责传递各个脑区之间的信息。

大脑中充满了被称为神经元的细胞,不过它们太小而无法直接用肉眼看到。这些神经元就像老式电话的电线一样,以电脉冲的形式将信息从大脑的一侧传递到另一侧。神经元像树上的枝条一样形成许多分杈,每一个都与相邻的神经元形成连接。这些连接的数目如此庞大,如果你每秒钟数一个,那么需要300万年才能数完。

现在人们认识到,我们每时每刻的思维都是由这些神经元的某一种实体状态决定的。正是在这混沌之中,产生了我们的情绪,塑造了我们的个性,激发了我们的想象力。这可以称得上是人类已知的最神奇和复杂的现象之一。

所以它会出各种问题也不足为奇。

杰克(Jack)和贝弗利·维格斯(Beverly Wilgus)是老照片的爱好者,他们记不清自己是如何找到这张19世纪的老照片的。照片上是个英俊但有残疾的男人,他们猜想他握着的棍子是鱼叉的一部分,称他为"捕鲸者"。男人的左眼瞎了,所以他们编了一个故事,他在和一头愤怒的鲸鱼搏斗中失去了那只眼睛,而眼睑被缝了起来。后来,他们才知道那不是鱼叉,而是一根铁棍,而这张照片是目前人们已知的唯一一张关于费尼斯·盖奇(Phineas Gage)的肖像照。

1848 年，25 岁的盖奇正在铁路床上工作，当时身后的东西突然引起了他的注意。就在他回头去看的过程中，他用来灌装炸药粉末的铁棍撞到了一块石头上，产生的火花引爆了炸药。铁棍从他的左下脸颊刺入，穿越左眼后方，再由额头上方一侧的头顶穿出脑壳。虽然他奇迹般地活了下来，但自此性格大变，再也不是从前的那个盖奇了。曾经乐观善良的那个小伙子变得咄咄逼人、粗鲁无礼，常常不分场合地谩骂。

阿朗索·克莱蒙斯（Alonzo Clemons）小时候摔倒在浴室地板上，头部因而遭受了重创。由于严重的后遗症，他学习困难，智商低下，还有读写障碍。但自此以后，他表现出了惊人的雕塑天赋。只需要看上两眼，他就能用手边的任何材料——橡皮泥、肥皂、焦油，就地取材塑造出一个完美的动物模型。他的病情被诊断为获得性学者综合征，这是一种罕见而复杂的疾病，患者一般是在头部受到创伤之后出现了超凡的音乐、记忆或艺术才能。

而被学术界代称为 SM 的患者，即使在枪口下和两次被刀威胁的时候也毫不畏惧，事实上她根本没有能力体验"恐惧"这种情绪。因为一种叫作类脂蛋白沉积症（Ubach-Weithe）的罕见病，她的杏仁核逐渐钙化了。这个杏仁状的区域位于大脑深处，负责人类的恐惧反应。由于没有恐惧感，好奇的天性让她会不假思索地去触摸毒蜘蛛；她与抢劫犯对话时也对自己的生命安危毫无顾忌；即使在花园里发现致命的毒蛇时，她也直接把它们捡起来丢掉。

当我大学毕业时已经清楚地意识到，正是由于这些不幸的事故、非常规的手术、各种疾病和遗传突变，才让我们认识到大脑的不同区域是如何分工的。盖奇的案例告诉我们性格和前额叶有着紧密的联系，而像克莱蒙斯这样的学者综合症患者推动了我们对创造力的理解。直到今天科学家们仍然在尝试让 SM 感到害怕，以此研究如何帮助那些患有恐惧症的人们。正是这些不同寻常的特殊大脑让我们得以更好地了解自己的大脑，这真是太令人着迷了。

在不久之前，一个人的大脑只要有些异常就会直接被关进疯人院。仅仅在过去的 200 年，人们才开始使用心理疾病这个术语；在那以前，任何不寻常的行为都被认为是中邪，而原因可能是被诅咒，或"被恶魔附身"，或"体液失调"了。④ 如果"中邪"的你住在英国，很可能就被送到著名的疯人院伯利恒（Bethlem），比如麦克·杰伊（Mike Jay）的书《如此疯狂》（*This Way Madness Lies*）中就描写了其中的情况。在 18 世纪伯利恒还是一家老式的疯人院，到了 19 世纪转型为精神病人收容救治所，现在成为 21 世纪精神病医院的范本。⑤

这所医院在不同时期的定位，反映了社会在治疗大脑疾病上的根本性转变。伯利恒刚成立时，主要职能是防止这些"失心疯"的病人在外面乱跑。病人们大都患有暴力倾向和妄想症，失忆失语，失去理智，和他们关在一起的还有流浪汉、乞丐和盗贼。

患者接受统一治疗，包括放血、冷水淋浴、吃用来清肠的催吐药，因为人们认为这样可以帮助他们改善体质。这种看法直到国王乔治三世的疯癫才有所改变。当时乔治因为肠胃里有寄生虫而得病，很快就开始口吐白沫，神智不清。有治愈这种疾病美誉的牧师弗朗西·斯威利斯（Francis Willis）很快被传唤过来。他的方法简单直接：他让乔治下地干活，吃饱穿暖，锻炼身体，并鼓励他保持积极的情绪。过了 3 个月，乔治的精神健康与身体症状都得到了巨大的改善。从此，医学界也开始认识到发疯是可以被治愈的。到了 19 世纪，越来越多的救治收容所建立起来，与此同时，人们对大脑也有了更多的了解。当然，在进步的道路上并非一帆风顺：紧身束衣依然屡见不鲜，以今天的标准来看许多疗法都非常野蛮。但医生们开始考虑患者的家庭如何参与治疗，病人如何与外界建立互动，以及哪些药物可能有助于缓解疼痛和焦虑。到了 20 世纪初期，"精神错乱"被重新命名为"精神疾病"，医生们开始研究精神疾病的生理基础。正如托马斯·威利斯当年预言的那样，人们开始研究到底是大脑内部的何种变化引起了那些不正常的行为和观感。

现在我们认识到，所谓精神疾病或者说是精神非正常，可能是由于脑部的电信号异常、激素失衡、病变、肿瘤或遗传突变引起的，有的我们可以治疗，有的我们还不能治疗，还有的我们已经不再认为是疾病了。

当然我们距离解读大脑还很远，事实上，我们对所谓"高级"功能——记忆、决策、创造力和意识——的理解都还远远不够。比如，我们可以用一个简单的乒乓球让任何人出现幻视（稍后我会告诉你如何做到），但我们还没有什么办法可以治疗精神分裂症患者常见的幻觉。

可以肯定的是，这些特殊大脑为我们理解所谓"正常"大脑提供了一个独特的视角。这些事迹揭示出我们大脑还有惊人的潜力以待开发，说明人们对世界的感受并不总是完全一致的，甚至令我们质疑自己的大脑是否真如我们想象的那样正常。

在获得神经生物学的学位后，我决定成为一名科学记者。我认为这是理解新奇而神秘的大脑运作方式的最佳渠道，同时还让我有机会了解人们的生活和讲好一个故事。我去伦敦帝国理工学院读了科学传播学的硕士，后来成为《新科学家》杂志的新闻编辑。

现在，作为一名自由记者，我为包括英国国家广播电台和卫报在内的一些媒体撰稿。但不论做什么样的健康专栏，我始终放不下这些不可思议大脑的事迹。我参加过许多关于神经病学的研究会议，如饥似渴地阅读科学论文，甚至收集了很多医学怪谈杂志，只因为其中一两篇讲述了非同一般的大脑的故事。没有任何东西比这个更让我痴迷了。

不过研究这个问题并不是件易事。18世纪和19世纪的医生们会用生动形象的笔墨来描述他们病人的生活，但这种传记体的案例研究时代已经一去不复返。现在的病例是客观的、冰冷的和去个性化的。病人只能用名字的字母缩写来代称，他们的个性标签已经被抹去，他们的生平丝毫不被提及。这些特殊大脑的主人们，作为神经病学的研究对象，在科学问题面前变得无足轻重。

一天晚上在办公室加班时，我偶然看到一篇与众不同的文章。它描述了一种奇怪的症状，首次发现于1878年美国缅因州的深山老林里。美国神经学家乔治·米勒·比尔德（George Miller Beard）受邀去调查当地的一小群伐木工人，他们被一种神秘的力量折磨着。比尔德的发现非常惊人：在这群人中，有几个后来被他称为"缅因的跳跳法国人"。只需要一个简短的口令，跳跳人就会无条件地服从并不断地重复下去。让他扔飞刀他就扔飞刀，让他跳舞他就跳舞。

第二页的照片和病历描述一样神奇，上面是一个得病的女人。照片是在她家里拍的，她正跳起来，腿还悬在半空中。这是我多年来，第一次看到发表在科学论文杂志上的案例实拍照片。

在伐木的淡季，工人们会去旅馆工作，于是比尔德在森林里住了几周，又跟着去了旅馆。他与这些人的朋友和家人交谈，在文章里会提及他们的爱好，他们的感情纠葛。他尝试去了解他们的生活，以此来更好地认识他们的大脑。最终他成功地讲述了这样一个引人入胜的故事。

我看着文中的照片，不禁想象要是我也尝试这样做会怎样呢？我能够像比尔德一样去面对面采访这些不寻常的大脑和他们周围的人，从而揭示出人脑的独特之处吗？

我想起奥利弗·萨克斯（Oliver Sacks）曾经说过的一句话：要想真正理解一个人，理解他的内心，你需要抛开成见，在一旁静静地观察他们是如何生活、思考和追求自己的理想的。只有这样，你才能取得重大发现。

我再次浏览堆在我面前的厚厚一摞文件——这是我十年来收集的各种不同寻常大脑的学术报道，大多数案例都是以名字的首字母缩写、年龄和性别来代称的。我小心翼翼地把它们从桌上拿起来放在地板上一一摆开，坐在那儿一口气读了几个小时。这些奇怪的事件就发生在世界各地的普通人身上，他们之后又将度过怎么样的人生呢？我不禁浮想联翩。还有，这些人会同意我把他们的故事讲出来吗？

在接下来的两年里，我走遍世界各地，寻访那些有着不寻常大脑的人们。虽然他们都见过很多医生和研究人员，参与过各种测试、脑成像扫描和精神分析，但他们几乎没有公开谈论过自己的个人生活。当然，萨克斯（Sacks）写了一系列这种类型的书，其中最有名的是他1985年出版的《错把太太当帽子的人》（*The Man who Mistook His Wife for a Hat*）。在这本书中，他将他的案例调查报告称为"探索未知领域的神奇之旅"。[6] 他写道，没有这些人的故事，我们永远不会知道世界在他们眼中竟是这样的存在。

我想现在是时候再次开展这样的调查了，让我们一起来看看这30年来神经科学的革命性进展都给我们带来了什么，又出现了哪些新领域。我还想做一些萨克斯没做过的事，我想将这些故事跟病理和神经学研究完全隔绝开来，我想把他们视为朋友，尝试着深入了解他们的世界；问那些科学家们避而不谈的问题，听听他们童年的故事，他们如何找到人生的真爱，他们又是怎么带着与众不同的思维在这个世界中生活和探索的。我想知道他们的生活到底和我的有多大区别，想知道我们人类的大脑到底能够有多么不可思议。

这段奇妙之旅始于美国，在那里我见到了一位过目不忘的电视制片人和一个在家里也会迷路的女人。在英国，我拜访了一位老师，她觉得自己的记忆不属于自己；我也采访了一个有前科的男人一家，他在一夜之间性格大变。我飞越亚欧大陆，去见了一个变成老虎的男人，一个永远生活在幻觉中的女人和一个能看到不存在色彩的年轻记者；还有，格雷姆，一个认为自己在三年前已经死去的男人。

他们之中，有些受访者会和自己奇特的大脑坦然相处，有些则一直把它们当作秘密隐藏起来。这一路上，我还遇到不少边缘学科研究者，他们试图揭开现实的本质，神迹和启示的存在，人类记忆的极限，等等。接近旅途的尾声时我遇到了一位医生，他的大脑是如此非凡，以至于改变了我对人类的定义。

在旅程开始之前，我不知道自己最终能否理解他们每个人在世上的独特经历；然而当我最后把他们的人生故事一一呈现出来时，我认识到我们能够以此绘制一个大脑的流程图，而且是对我们每个人都适用的。通过这些故事，我认识到大脑是如何施展它的魔力，以一种出乎意料，甚至可以说是精妙绝伦的方式来塑造我们的人生的。与此同时，这些故事也告诉我们如何伪造一段永久记忆，如何避免迷路，以及死亡是怎样一种体验。他们还教会我如何能瞬间让自己快乐起来，如何能引起幻觉，如何做出更好的决定。我还学会了如何长出幻肢，如何看到更真实的现实世界，甚至如何确认自己还活着。

而这一切变化是何时发生的，我并不确定。也许是从我开始看到那些不存在的人开始，或者是在我知道怎样听到自己眼球转动的声音时。我可以确定的是，从暴风雪的波士顿到尘土飞扬的阿布扎比骆驼竞技场，我渐渐意识到自己不仅在了解世上那些不寻常的大脑，更是在了解自己大脑深处的秘密。

这些故事有的发生在最近，有的则发生在几个世纪以前。现在就让我们一起开启这段旅程吧，不过不是在 21 世纪，而是回到古希腊的一场宴会上，在可怕的灾难即将发生的前一刻。

第 1 章　　　鲍勃：过目不忘

01

在公元前 500 年，来自凯奥斯岛的著名诗人西摩尼得斯（Simonides of Ceos）正坐在宴会大厅里。但他并没有享用眼前的晚宴，而是在生斯科帕斯（Scopas）的气。斯科帕斯是宴会主人，一个有钱的贵族，他之前承诺付给西摩尼得斯一大笔佣金，让他来写一首歌颂自己丰功伟绩的诗篇。但当西摩尼得斯向客人们朗诵了他的作品之后，斯科帕斯拒绝支付佣金。他说西摩尼得斯的诗并没有认真描述他最近的功绩，而是花了过多笔墨在描写神话双子兄弟卡斯托耳（Castor）和波鲁克斯（Pollux）上。

大家正要吃主菜的时候，西摩尼得斯突然收到消息门外有两个年轻人拜访他。他离开的正是时候；当他刚跨过建筑的大门，整个宴会厅的屋顶轰然倒塌，里面无人生还。而在外面等候他的两个年轻人也不见踪影，于是后世传言那实际上是双子兄弟，他们救了西摩尼得斯一命，以此来奖励他对二人的歌颂。

待到尘埃落尽，人们清理了瓦砾碎石，发现殿堂的人们已经被压得不成人形，无法辨认了。死者的亲友们忙着四处搜寻遗体，而西摩尼得斯在废墟中仔细查看这一切。他闭上眼睛试图回忆他自己坐的位置，他想象着在他周围吃饭的宾客和坐在桌首的斯科帕斯。突然间，他意识到自己可以通过座次来识别死者的身份。也就是在那一刻，西摩尼得斯解开了记忆的奥秘。

我坐在闷热拥挤而嘈杂的伦敦希思罗机场，因为长达 12 小时的航班被延误了。为了打发时间，我看着面前的两个小孩在地板上玩游戏：他们一个接一个地翻纸牌，露出牌面上花花绿绿的动物，当出现两张一样的时候就能得到那两张牌。我看着他们玩，同时意识到自己的这个决定再正确不过了。

选择第一个采访对象对我来说毫无困难：当我回忆起自己科学记者的职业生涯里遇到的各种杰出人物时，我第一个想到的人就是鲍勃，一个被医学文献称为"能记住生命中每一天的人"。

我在生活中也经常会想起鲍勃。

比如上个月，看着厨房柜台上的一堆奇怪的食品时，我就想到了鲍勃。那是星期天的下午，我让丈夫埃里克斯去跑腿儿买些橘子、意大利面和一个蒜头回来。20分钟后，他带着三个香蕉、一个洋葱和一些狗粮回到家里，我不禁再次感叹，记忆到底是多么奇怪的东西啊。

又比如上周，刚到公司我突然觉得开水壶还留在燃气灶上烧着，我就又想到了鲍勃。我一遍又一遍地试图回忆早上发生的事，却始终记不起有没有关火。我想象着水汽从壶嘴里喷出，仿佛看到水沸腾蒸发直到烧干的壶底开始冒烟。当我赶回到家中，我怀疑自己会看到家中已经是一片废墟了。虽然到了楼门口还是一片平静，我冲进家门直奔厨房，却看到开水壶静静地放在关了火的灶台上。

当我坐在那里看着两个孩子一遍又一遍地翻牌时，我再次想到了鲍勃。

我常常感慨的是，记忆力虽然在我们日常生活中扮演着如此重要的角色，它却经常出错。为什么我能够记住自己第一次堆雪人，7岁的生日蛋糕，20年没见的朋友的电话号码，但另一些更能影响现在生活的事件却从记忆中溜走了？在我的一生中，有多少时间我都在试图回忆自己忘记的事情：钥匙被我放在哪里了，我有没有喂过狗，垃圾箱应该什么时候推出来，我到底为什么要下楼。当然，我很庆幸自己可以永久地遗忘生活中的某些东西，但是更多被遗忘的东西是我希望自己还记得的。所以顺理成章，我的探秘之旅将由此开始：我要去采访鲍勃，并了解一下拥有完美记忆的体会。

你有没有思考过记忆到底是什么？过去几个世纪以来，科学家一直在试图解开这个谜题。在 20 世纪 50 年代，谜题中的一块拼图出现了，他是一个叫亨利·莫莱森 (Henry Molaison) 的人。

幼年时期的莫莱森是个有着飘逸黑发和坚毅下巴的英俊少年，他的人生本有着光明的前途，但一次事故改变了他的命运：路上一辆骑得飞快的自行车冲向了他，当他意识到危险时已经来不及躲开了。虽然不能确定那次事故是否直接导致了莫莱森的癫痫，但当他 27 岁时，他的病情变得越来越严重以致于无法继续工作。1953 年，莫莱森决定进行一场还没有被临床通过的实验性手术。为治疗他的癫痫，医生钻开他的大脑，把产生癫痫的脑区吸了出来：这个区域被称为海马体，在大脑的两侧长成海马的形状。手术可以说是成功的，因为确实治愈了他的癫痫，然而也出现了严重的副作用：莫莱森不再拥有任何有意识的长期记忆。虽然他保留了手术之前的大部分记忆，但任何新的经历他都会在 30 秒内忘记。

之后一位年轻的博士后苏珊娜·科尔金 (Suzanne Corkin) 开始和莫莱森会面并对他进行研究。她后来出了一本书，写到他们的友谊，里面她称他为一个乐于学习的学生。[①] 她说，莫莱森一直生活在一个只有 30 秒的世界里，没有因为担忧过去或未来而产生的焦虑。然而随着时间的推移，一些意想不到的事情发生了。

科尔金和她当时在麦吉尔大学的导师布兰达·米尔纳（Brenda Milner）向莫莱森展示了一幅五角星的图画，让他用铅笔描出它的轮廓，不过他只能通过镜中的映象看到自己的手和五角星。[②]你们可以自己尝试一下，这并不是一件容易的事。过了一段时间，虽然莫莱森不能回想起之前曾经做过这个任务，但他完成得却越来越顺利了，其他类似的任务也是。这说明他仍然可以形成与运动相关的长期记忆。这个不同寻常的大脑第一次提供了确凿证据证明特定记忆存在于不同脑区，并表明记忆可能存在存储空间。科尔金在接下来的 46 年中与莫莱森定期会面，虽然对于莫莱森而言每次会面都像是初次见面。"这还有点意思，"他告诉她，"都说实践出真知。而通过我的实践，你在得到真知。"[③]

自莫莱森手术的半个多世纪以来，科学家们仍然没有对记忆的本质达成一致。大多数人认为记忆分为三类——感官记忆、短时记忆和长期记忆。感官记忆是最先进入大脑的一种记忆：它只持续一瞬间——刚刚够用来感知你所在的环境。衣服在皮肤上的触摸，空气中篝火的味道，外面的车流声，除非我们特意要去关注这些记忆，否则它还是马上消失为好。1 分钟之前，你还没有注意到你脚上的袜子的触感，这段记忆投射到你的大脑中然后马上消失了。而现在，由于我提到了这点，你没法再无视袜子的触感，于是这个感官记忆被推进到你的短时记忆中。

短时记忆是指你对当前发生的事件的记忆——对，就是你现在正在思考的内容。你一直在无意识地使用自己的短时记忆，比如要想理解这句话结尾的含义，你需要记住句首的内容。我们的短期记忆是有上限的，一般来说是七项内容，可以记住大约 15 到

30 秒。但是通过不断的重复，我们可以将短时记忆转移到我们的长期记忆中——而用于存储长期记忆的脑库几乎没有上限。

长期记忆可以说是我们最重要的记忆类型，正是因为这一点，我们才能进行精神上的时间旅行，回到过去甚至预测未来。毫不夸张地说，是记忆让我们能够理解世界。著名的西班牙电影制片人路易斯·布努埃尔（Luis Buñuel）在他的自传中精辟地总结道："没有记忆的生活根本就不是生活……我们的记忆构成了我们的统一性，我们的理性，我们的感受，甚至我们的行动。没有它，我们什么都不是。"④

所罗门·舍雷舍夫斯基（Solomon Shereshevsky）的编辑感到非常恼火。他刚刚和舍雷舍夫斯基开过例会，在会上他交代给舍雷舍夫斯基一长串——他需要采访的人，有关故事的信息，访问点的地址。舍雷舍夫斯基一如既往，一笔也没记。编辑觉得是时候要好好跟他谈谈了，于是他把舍雷舍夫斯基叫到办公室，让他坐下就开始教训他的不上心。舍雷舍夫斯基却毫无歉意，他说自己不需要记笔记，然后开始一字一句地重复编辑给他的复杂指示。

编辑大为震惊，接着劝说舍雷舍夫斯基去拜访亚历山大·卢瑞亚（Alexander Luria），当时著名的俄罗斯心理学家。卢瑞亚发现舍雷舍夫斯基拥有精确记忆的秘密是由于一种被称为"联觉"的认知状态。联觉是指人会把不同的感官刺激不自觉地联系起来的一种情况。例如，有的联觉人听到铃声时就有吃柠檬的感觉，或者想起某个数字就会看到红色。在这本书中，我们会多次讨论这种情况。而对舍雷舍夫斯基来说，如果要他记一个单词，他的联合知觉会让他同时尝到并听到这个单词。这就意味着，当他以后需要回忆起这个单词时，他将有多个触发机制来提醒他。舍雷舍夫斯基的想象力如此生动，以至于在一次实验中，仅仅凭借想象一只手在炉子上一只手在冰块上，他就可以一边让一只手升温，一边让另一只降温。

卢瑞亚从 20 世纪 20 年代开始对舍雷舍夫斯基进行了一系列的测试，整个研究持续了 30 年之久。根据记录，他曾试图测试出舍雷舍夫斯基的记忆极限，但最终放弃了。⑤

虽然史上鲜有记载这种天生过目不忘的人，但有很多研究描述了那些通过训练达到非凡记忆的人。比如乔治·科尔塔诺夫斯基（George Koltanowski），他 14 岁时开始学习国际象棋，3 年后就获得了比利时冠军。他还参加盲棋比赛，蒙上眼睛，通过裁判告诉他们对手的动作，而自己说出每一步棋的下法。他于 1937 年创造了 1 对 34 人的国际象棋盲棋车轮战世界纪录。他的对手们可以看到棋盘，但他还是取得了 24 局胜、10 局和的战绩，至今无人能敌。

虽然科尔塔诺夫斯基的记忆力惊人，但是他并非天生就拥有超出常人的记忆。相反，他只是用了一些经典魔术中的超级记忆技巧，帮助他把要学的内容与有趣而令人难忘的信息联系起来，比如搞笑的图像、韵脚，或者歌谣。

所以当我第一次听说鲍勃，一个能记住他生命中每一时刻的人，我以为他肯定用了类似的方法。但我又总觉得有些不对劲儿，他怎么会有足够的时间用韵脚或歌谣来记住每一天的每一件事呢？我翻阅了各种医学文献，看之前有没有提到拥有这种才能的人，发现直到前不久，才记载到第一个能记住自己全部经历的人。

当时，美国神经生物学家詹姆士·麦高(James McGaugh)收到一封不同寻常的电子邮件。

*

2001年，麦高正在他的办公室处理一些杂事时，他的计算机发出了提示音。这是一封来自一位女士的电子邮件，她是通过谷歌搜索"记忆"而找到了麦高。这位女士就是后来我们知道的吉尔·普莱斯(Jill Price)，加利福尼亚州一所学校的行政人员。她在邮件中告诉麦高，自己在记忆方面有些与众不同，想和他见面。麦高是学习记忆领域的专家，但早已不再从事医学工作，所以他简短地回复了邮件介绍她到一家记忆专科诊所。吉尔却马上回复道："不，我只是想跟你谈谈——因为我不能忘记任何事。"

> 我唯一的希望就是你能以某种方式帮助我。我今年34岁了，从11岁以来我就有这种令人难以置信的能力，我可以回忆过去，而又不仅仅是回忆……从1974年到今天的任何一天，我都可以告诉你它是星期几，那天我做了什么，以及那天发生了什么重要事情……每当我在电视上看到一个日期，我就会自动回到那一天并回忆起自己当时在哪里，在做什么，那是星期几，等等。这种回忆无时无刻而且无法控制，让我感到精疲力竭。⑥

于是那年春天一个周六的早上，吉尔来到了麦高的实验室。麦高从书架上取出一本大书，随意翻开了一页。这是他去年的圣诞节礼物，里面是20世纪每天的剪报。麦高随机选择了吉尔生活过的某一天，问她当天发生了什么。

麦高向我回忆起他们当时的那次会面。"她真是非常的不可思议，"他告诉我，"我给她描述一个事件，她就能告诉我发生在哪天和星期几，或者我告诉她一个日期，她就能告诉我那天发生的事情。"

麦高还让她说出过去21年的复活节都是星期几，她一个都没说错。她甚至告诉他在那些日子里她做了什么，更值得一提的是，她其实是犹太人，并不过复活节。

这是用了什么特别的技巧吗？吉尔是不是用了科尔塔诺夫斯基的思维训练法来记住她自己的全部生活？为了找到答案，我决定自己来学习一些记忆技巧。

*

如果你几年前告诉亚历克斯·马伦（Alex Mullen）他能够花比系鞋带更短的时间来记住一整套扑克牌，他会说你一定是在瞎扯。他的记忆并没有特别好，甚至还要低于平均水平。

"那到底发生了什么？"我问他。

"我读了一本书，"他说，"书名是《与爱因斯坦月球漫步》（*Moonwalking with Einstein*）。"

这本书的作者是乔舒亚·福尔（Joshua Foer），他作为一名记者报道了美国记忆力锦标赛，他曾以为这像是美式橄榄球的超级碗一样，是学者们的年度终极大赛。[⑦] 但事实上，他意识到这些人只是用古老的技术训练记忆。于是他开始拿自己做试验练习这些技术，结果在第二年的竞赛中就赢得了冠军。

马伦（Mullen）是一个美国医学院的在读学生，他受到福尔故事的激励，也开始实践。两年后，他来到中国广州，在2015年世界记忆锦标赛决赛中获得第二名。比赛包括十轮挑战，其中包括

1小时之内记住尽可能多的数字，在15分钟内记住尽可能多的面孔和名字，或试图记住数百位的二进制数字。最后一轮是经典的纸牌速记，所有参赛选手需要尽快记住一副随机洗好的扑克牌——这是马伦最擅长的项目。那天，马伦在21.5秒内记住了全部的52张牌——比当时的领先者杨雁快了整整1秒，最终他获得总积分第一名并赢得总冠军。

这种记忆能力似乎令常人望尘莫及，但根据马伦的说法，任何人都可以做到。他说："你只需创建一个记忆宫殿。"

如果你没看过福尔摩斯的话，你可能不知道什么是记忆宫殿。它是你想象中一个你熟悉的地方，也许是你的房子，或者每天上班的路线。要想记住很多东西，不论是扑克牌还是购物清单，你只需走过你的记忆宫殿，然后把每件物品的图像放置在沿途特定的地方。要回忆起这些物品只需要再次走过那条路线就可以把它们——想起来了。

这就是在宴会厅的屋顶倒塌之后，西摩尼得斯发明的记忆法。有感于利用座次来辨认尸体的事情，西摩尼得斯发现记住任何事物最有效的方法是将它们的图像和一个熟悉而有序的地点联系起来。

你现在就可以用你周围的事物来做这个实验。由于我正坐在家里的办公桌前，我选择记住我的订书机、茶杯、打印机，还有我的笔记本等。我的记忆宫殿是我上班的路线，因此我将订书机交给加油站的女士，在我的想象中，她正用这部订书机将我的收据装订在一起。我把茶杯放在公交车站的座位下面，这样里面的茶水就不会洒出来。我把打印机一路带到火车站，留给上车之前的检票员，然后上车把笔记本夹在两个座位的缝隙之间。这样一来，你不但可以按照放下的顺序记住这些物品，还能够依照返程的路线从后向前一一说出每件物品。

但是，如果你想记住一长串数字，你还需要学会另一种技巧。我们的记忆还没有发展到能以同样的高效率存储任何类型的信息。比起那些不那么重要的信息，那些生死攸关的内容更容易被保存下来——而没有直接生死利益的数字是一类重要性极低的信息。为了解决这个问题，我们要把这些信息转换为利于记忆存储的视觉图像。两届世界记忆冠军，来自哥德堡大学的学生乔纳斯·冯·埃森（Jonas von Essen）告诉我，为了记住一整套扑克牌，他会把每张扑克牌的数字与一幅图像联系起来，然后将这些图像分成三组再放在他的记忆宫殿中。对他而言，看到红桃四、红桃九和梅花八就瞬间转化为福尔摩斯在边吃汉堡边弹吉他的图像。

冯·埃森初次尝试这种技巧时，就意识到自己可以"记住的内容超出了自己梦寐以求的数量"。明年，他要挑战背诵圆周率的世界纪录——他的目标是达到 10 万位数。

这真的如此简单吗？我不禁怀疑。任何人都能够用这种方法成为记忆冠军吗？还是说他们有什么特别之处？伦敦大学学院的研究人员想要找到这个问题的答案，为此他们扫描了 10 位进入世界记忆锦标赛决赛选手的大脑。像其他实验一样，他们也扫描了年龄相仿记忆力正常的普通人的大脑。通过对比这些人的大脑，他们试图找出超级记忆者的大脑是否有任何结构上的差异，使他们拥有如此非凡的天赋。

不出所料，当被要求记忆一组三位数的数字时，超级记忆者的表现要比对照组好得多。但在记忆雪花的特写图像时，两组人的表现都很一般。我采访了埃莉诺·马奎尔（Eleanor Maguire），这项研究的首席研究员。当问到他们由此发现了什么时，她说测试并没有发现这些人在智力方面与常人有任何差异，他们的大脑中也没有任何结构异常。⑧但两组之间确实存在一个至关重要的区别：在回忆数字时，记忆冠军组更多地调动了空间意识和导航相关的三个脑区。换句话说，超级记忆者更善于记忆是因为他们运用了自己的记忆宫殿。

"这种方法每次都能管用吗？"我问冯·埃森，"你的记忆从不会突然出现一片空白吗？"

"从来不会，"他说，"如果你把记忆存放在那个宫殿中，它就绝对安全。"

但麦高面临的难题是，吉尔似乎并没有使用任何这些所谓的技巧。吉尔不断强调她的记忆是完全自发的而没有使用任何策略。她的记忆就像一部充满情感的电影，没有进行任何有意识的控制。麦高相信她，因为他注意到她对问题的回答都是"迅如闪电，而非刻意为之"。

麦高在接下来的五年里一直研究吉尔特殊的记忆能力。幸运的是，吉尔从 10 岁到 34 岁写了详尽的日记，这使得麦高的团队可以一一验证她过去的生活点滴和细节。

更加可以肯定的一点是，尽管吉尔对个人经历有着前所未有的记忆，但她在任何其他类型的记忆任务中都表现平平。她对桌上摆放的数字或物件的记忆并没有优于同龄人。她在学校的成绩也没有很出色，她说自己并不擅长记住事实或者图表数据。让人出乎意料的是，吉尔拥有的并不是我们通常了解的相片式记忆，她有一种特殊的自传体记忆。

麦高想知道为什么吉尔对发生在自己身上的事件记得如此生动，而其他类型的记忆却很普通。他从来没见到过像她一样的人，而且也几乎没有见过这种超级记忆的相关科学文献。他说这简直像是一部侦探小说。为了找到更多的线索，他需要更多的证据，也就意味着需要更多这样的人。因此他发表了一篇描写吉尔的论文，并将这种状况命名为"超级自传体记忆"（简称 HSAM）。[⑨]这篇论文被国际各大媒体报道，一时间他收到无数自称有类似天赋的人的来信。他和他的同事们花了很长一段时间对这些人进行了各种测试，只有 5 个人真正通过了他们严格的甄选，鲍勃就是其中之一。

*

"抱歉，我迟到了，"鲍勃说，"我忘记这个地方在哪儿了。"

现在正是洛杉矶的傍晚，我还有着严重的时差，也还没有去酒店放行李。我尴尬地笑了一下。鲍勃和我约在机场附近的威彻斯特区，一个叫特鲁克斯顿美式酒馆的酒吧。我们在吧台坐下来点了一杯啤酒。鲍勃是个 64 岁的电视制作人，戴着黑色细框眼镜，脸上带着狡黠的微笑，他略带鼻音的音色让我想起一部动画片。

我事后才知道鲍勃没有在开玩笑——他竟然真的忘记了餐馆的地址。就像吉尔一样，虽然他们可以记住亲身经历的每件事，在记忆其他类型事件的时候并没有优势。但让他回忆自己生命中的任何一天时，就完全不同了。对他来说，回忆 40 年前的事就像回忆昨天发生的事一样轻而易举。回忆像潮水一样扑面而来，带着丰富多样的感官体验，如当时的气息、味道和各种情绪。

"这就像是在看家庭录像，"鲍勃说，"当我回想过去的某一天时，我能准确地体验到自己当时的情绪。我能感受到当时的天气——如果天气炎热又潮湿，我会记得我穿了什么，感到衣服是多么贴身。我的所有感官都同时被触发了，我能记起我和谁在一起，甚至我当时在想什么、我的看法和态度。有时候我会回想起自己年轻时候的想法并感慨，'哇，我那时竟然会有这样的想法？'——就这样在我的脑海中，所有的细节都会被激发出来。"

当服务生把我们带到座位上时，鲍勃向我讲述了他的童年。他出生于宾夕法尼亚州西部，兄弟三个，他是老二。他在10多岁的时候开始注意到自己的记忆力与常人不同。他说："我和小伙伴们说起小时候的事，我会说，是啊，那天是在2月4日，一个星期五。"

渐渐这变成了一种聚会时候的技能表演。"人们经常误解，他们叫我'雨人'，但对我来说这只是一个怪癖——你知道，就像是左撇子或其他别的什么。我从不认为这很稀奇，我以为上百万人都可以这样做。"

我想亲自测试一下鲍勃。那时是2013年，我正在研究关于记忆的课题，和鲍勃用网络电话Skype聊了一会儿。当时我问了他两年前发生的事情，即2011年11月7日。

"可以，"他说，"你还记得那天你做了什么吗？"

我想了想做出了否定的回答。尽管我选择了自己的生日，但我还是不记得了。

"好吧，那是一个星期一，"鲍勃说，"前一天周日晚上，我最喜欢的球队匹兹堡钢人队输给了乌鸦队。我记得周一一早醒来自己为此感到无比沮丧。我当时在马萨诸塞州的科德角工作，刚完成《钓鱼者》（Reel Men）的节目录制。那天晚上我还给前女友发了一封电子邮件，她第二天就回复了。"

回到2015年的特鲁克斯顿餐桌上，我决定向鲍勃询问同一天，2011年11月7日。

"那天是星期一，"他马上说道，"前一天，在和巴尔的摩乌鸦队的比赛中，钢人队惜败。我当时在马萨诸塞州的科德角工作，录一档名为《钓鱼者》（Reel Men）的节目，是讲渔民寻找巨型金枪鱼的故事。那天晚上我无法入睡就给前女友发了一封电子邮件。我期待她能回复我，果然第二天一早她就回复了，于是我那天都感到很满足。"

我完全震惊了，他的头脑里到底有什么是我所没有的?

*

要找到答案，我们要回溯到20世纪50年代的加拿大，蒙特利尔神经科学研究所的一个手术室中。在那里有一位具有开创性的脑外科医生，怀尔德·潘菲尔德（Wilder Penfield），他是第一个在开颅手术中用电流刺激大脑的人。由于癫痫患者进行手术时需要保持清醒，潘菲尔德就利用这个机会以微电流刺激暴露在外的各种脑区来研究它们的功能。在一次手术中，他刺激了一位年轻女性的海马体上方的颞叶某区域，她突然说道："我觉得自己听到一位母亲正在某处呼唤她的小儿子，这似乎是多年前发生在我家附近的情景。"

于是潘菲尔德再次刺激了那个地方，母亲的呼唤再次响起。接下来他将电极向左移动了一点，女人又听到了不同的声音。她说："那是一天夜里，声响来自某处的一个狂欢节，有个旅行马戏团，他们有许多运输动物的马车。"⑪

那些被潘菲尔德突然激活的一小团神经细胞像是唤醒了那些被尘封的久远记忆——如同在落满灰尘的相册中随意挑出了一张照片。

当前被大多数神经科学家认同的理论是记忆存在于神经突触——也就是神经电位脉冲从一个神经细胞传递到另一个神经细胞之间的那个间隙。当在两个神经细胞之间发生了多次脉冲传递时，某些特定突触就被加强了，这样一来，前一个神经细胞的各种活动将会更容易影响到第二个神经细胞。这就如同行走在茂密的森林中，沿着同一条路前进的人越多，这条路就变得更明显，也会有更多的人来走这条路。反之亦然，如果某些神经通路从不被使用，它们会像真正的道路一样慢慢被遗弃。这就是为什么我们容易忘记那些不经常练习或反复思考的事情。

记忆大多发生在大脑的海马体内，但并不是由海马体独立完成的。比如当你收到一束花。由亨利·莫莱森的案例我们知道这种短时记忆行为不涉及海马体，而是由负责触觉、视觉和嗅觉的相关大脑皮层处理的。只有当这些事需要被记录超过30秒，海马体才开始发挥它的作用，于是我们就能观察到相关的皮层区和海马体之间的连接增强并增长，让我们能够将记忆永久地刻画在大脑结构之中。

海马体的主要功能是将记忆的各个方面黏合起来。当人们试图学习一些新的信息然后试图回忆它们时，在学习时海马体更活跃的人能够更好地回忆起那些事情。这似乎表明，他们从一开始就能对这些信息进行更加有效的加工整理。

因此我更倾向于把记忆想象成一个由神经细胞组成的蜘蛛网——它一路延伸到大脑的不同区域，而随着时间的推移它会增强或者减弱。当连接越多越强大，你的记忆也就越生动，也更容易被回忆起来；如果破坏了这个网络，记忆就会永远地消失。[11]

*

虽然鲍勃的记忆网比我的更紧密，但他的记忆就像我的一样，对于某些日子的回忆要比其他时候更生动形象。对我们大多数人来说，最鲜明的记忆往往是那些带有某种感情色彩的时刻。当我们的情绪被爱、压力或恐惧等情感所触发时，大脑会向杏仁核释放应激荷尔蒙——杏仁核是位于大脑深处一个杏仁状的区域，它参与我们的情绪化行为。然后杏仁核会向其他的大脑区域发送信号，强化当时正在活跃的神经突触之间的联系，就像是告诉大脑其他部分"这件事非常重要，请记住它们"。这样一来，事后我们就更容易回忆起这件事了。

当我回忆起自己最深刻的记忆时，脑海中浮现的第一个场景就是 2013 年在芝加哥海德公园举办的邦·乔维（Bon Jovi）演唱会。那是盛夏一个炎热的午后，我们三个要好的朋友聚在一起，还有意大利白葡萄气泡酒、明媚的阳光和激动人心的现场。我清楚地记得自己当时兴奋异常。而出现在我脑海中的第二个场景是我的大姐在父母的卧室里试穿婚纱。我当时激动不已，不得不走出房间才能平静下来。而突然之间，我脑海中又浮现出在自己的婚礼上，我和丈夫手牵着手，看着我们的小辈在巨型幕帐外一起踢足球，而朋友们在阳光下谈天。

我问鲍勃他最深刻的记忆是什么，他的回答令我惊讶。那并不是婚礼、婴儿的降生，或某个伤感的时刻——而是个美好而平常的一天。确切地说，那是 1970 年 5 月 7 日。

"这一天真的是令我记忆犹新，"鲍勃说，"我记得很清楚，那时我 20 岁，正在读大学，同时在一个精神健康中心打工当管理员。那年的 3 月 13 日，我在课堂上做了一次模仿秀很受欢迎，于是我被选到主校区参加一门讲演课。那是一个明媚的春天，我去了六点钟的弥撒，因为我从早上 7 点到下午 3 点得工作，我记得自己走过教堂的那些台阶，强烈地感受到自己是多么开心。接下来我去工作，又去了保龄球课。之后我回家开车到分校与教授和另外两名学生碰头。我之前从没去过主校区，那里很漂亮，我非常清楚地意识到自己当时的感受。我记得那一整天的事和所有的感受，以及当时的凉风轻拂。这真是非常美好的一天。"

我不禁思考，为什么我们其他人不会记得这种平凡的经历。忘记是不是有什么好处呢？

*

19 世纪末，美国心理学家威廉·詹姆斯（William James）说过，如果我们记得每件事，多数情况下我们会感到像什么都没记住一样的糟糕。

他说，大部分的自传体记忆都会经历一个压缩的过程——我们删除了一些之前发生过的事情和情感而将它们总结概括。这就很好地解释了为什么我不记得自己是否关了煤气灶上的开关：如果你经常做同一件事，你对这个事的回忆就被合并在一起了。因此大部分细节都在合并概括的过程中消失了，这也就意味着我们很难回忆起以前非常平凡的经历。

由此我学到一个小技巧，就是在关煤气的时候大声学不同动物的叫声。当时也许会觉得很傻，但晚些时候当你试图回忆有没有关火的时候，这个举动真的可以让你更有效地想起来。动物的叫声可以防止这个记忆被合并到相似事件流之中。

当然你不会希望这样对待每一件事。过去的经历是用来指导我们在今后做出决定的，如果我们要事无巨细地把过去都回忆一遍，那我们可能永远也做不了决定。"忘却，"詹姆斯说，"除了在某些特定情况下，并不是记忆力的一种疾病，反而是确保它健康且有活力的必要条件。"[12]

了解这些之后，听到吉尔被每天轰炸式的记忆所困扰，也就不足为奇了。这甚至引起了她几次抑郁症的发作。麦高说，吉尔经常感到非常伤心，因为她会不断回忆起自己一生中最糟糕的时光。

正常情况下，人们并不想过分流连于过去，但吉尔的记忆常态就是将一个又一个的事件不间断地回想起来。在麦高认识的所有人中，吉尔是独一无二的"记忆牢笼中的囚长和囚犯"。

我问鲍勃是否见过吉尔。"没有，"他答道，"但我听说过她的故事。她的记忆几乎吞噬了她的生命。她写到自己就像是被永无休止的记忆附身了一样。幸运的是，对我或其他认识的超级自传体记忆者来说，我们没有这个问题。"

的确，麦高这个特殊团体的大部分成员都不认为他们的思想杂乱无章——实际上他们相当乐于整理自己的记忆。他们也能在适当的时间提取记忆，不论是放松的时候还是在某些必要时刻，他们都能快速检阅过去的记忆。

"那对于痛苦的回忆怎么办呢？"我问鲍勃，"这种鲜明的记忆难道不可怕吗？"

"当你回忆痛苦的往事时，就会觉得仿佛发生在昨天，然后你就会明白，如果你满脑子想的都是这些，事情就会变得更糟糕。尤其过去一些不好的事情发生之后，当你又处在类似的情况中时，你就会重温过去的记忆，而且对旧事重演的可能感到焦虑。但我个人认为，记住这些坏事的一个好处就是，比起其他人你更容易吸取教训。"

"此话怎讲？"

"因为能记住所有的细节和当时的感受，在遇到类似的情形你就会想到，'慢着，我绝不能再重蹈覆辙了'。而且不管怎么说，大多数情况下糟糕的日子并没有那么糟，所以我不会去过分纠结于那些事——我更喜欢活在当下。"

我们边吃晚餐边聊起了鲍勃的校园时代和早年生活。

"我记事很早，虽然那时还没有日期的概念。我记得一些自己很小的时候的事情。最早的记忆是母亲怀抱着我，而我在喝奶。"他告诉我。

我最早的记忆也是母亲，不过是在一楼厕所的洗手台上，她把我头朝下提着，试图让我的呼吸道保持顺畅，因为那时候我得了严重的百日咳。我清楚地记得自己当时看到洗手台在我的鼻子几厘米的地方上下摇摆，还有那个狭窄闭塞的空间。我后来问妈妈是否记得这件事，她说那应该是我生病的那个月里的某一次；她记得有几次她不得不用手指从我的喉咙里抠出浓痰——那时我已经两岁半了。

"那时你多大了，两三岁？"我问鲍勃。我以为这个最早的记忆是他幼儿时期喝牛奶的事，但他脸上诡异的笑容让我犹豫了。

"我那时应该是在喝妈妈的奶。"他答道。

"你是在开玩笑吗？"

他大笑起来。"你知道我爱开玩笑，但这次我没有，"他说，"我记得她脸上有那种满足的表情。我估计那个记忆是我 9 个月时的，我肯定那时还是个婴儿。"

这引起了我的兴趣，9 个月大婴儿的记忆——就算是对一个超级记忆者来说，这真的可能么？

*

一般来说，我们最早期的记忆多是模糊的，这种情况被称为"婴儿失忆症"。现在有几种理论试图解释这种现象：弗洛伊德不出意外地把它归咎于成年之后，人们因为羞耻感而试图压抑婴幼儿时期的性记忆——这种理论已经被证伪。更可能的一种解释是，在生命的最初几年里，大脑中负责形成记忆的神经细胞正在不断生长、成熟，并被修剪。特别是在海马体内，大脑需要清除旧的记忆来为新产生的神经细胞腾出空间。保罗·弗兰克兰（Paul Frankland），一位在多伦多儿童医院从事研究的科学家，当他加速小鼠海马体中新细胞的产生时，他发现它们变得更加健忘了。而当他反过来用一种化疗药物减缓神经细胞的生长时，幼年小鼠能够记住更多的东西。[13]还有一种理论认为，年幼的婴儿缺乏自我认知和语言技能，而这些技能很可能是使记忆嵌入环境便于回忆的一个必要因素。

那这是否意味着鲍勃9个月大时的记忆不是真实的呢？我为此请教了乔治亚州的帕特里夏·鲍尔（Patricia Bauer），她是埃默里大学的心理学教授和婴儿失忆症的研究专家。她说，我们最早记忆的个体差异很大，从1岁到9岁都是可能的。所以她给出的答案是，是有可能在9个月大就开始有记忆的，但对普通人我们会怀疑它的准确性。"很难定义这个记忆是从何而来，它可能是对单次事件的回忆，但也可能是对许多相似事件的一个概括重构，特别是在我们一生中可以看到许多婴儿哺乳的场景。"

所以鲍勃的记忆可能是正确的，也可能那是他早期经历的类似场景的一个概括。无论怎样，这件事引出了另一个问题：我们能相信自己的记忆吗？

*

美国政客米特·罗姆尼（Mitt Romney）曾向一群茶党支持者讲述他参加金禧纪念活动的回忆。这是庆祝美国汽车行业50周年的一大盛事，吸引了75万人前来参加，以亨利·福特（Henry Ford）最后一次公开亮相而闻名。唯一的问题是，这个纪念活动发生在1946年6月1日，罗姆尼出生前9个月。

那么是罗姆尼在蓄意说谎吗？这位共和党领袖说他的记忆是"朦胧的"，因为当时他只有四五岁。事实上更可能的解释是，他从父亲那里听到了这个故事，并把它放到了自己的记忆中，变成了他后来自认为对事件的真实回忆。

直到20世纪90年代，科学家才开始系统地研究假记忆这个概念。当时伊丽莎白·洛夫特斯（Elizabeth Loftus），现就职于西雅图华盛顿大学的认知心理学家，最早报道了她研究团队的一项实验，研究对象是一个叫克里斯的小男孩。[14] 14 岁的克里斯描述了自己 5 岁时去华盛顿的一个购物中心的经历。他对这次经历的回忆极为详尽，因为他跑去一家玩具店玩，之后就迷路了。他在找不到自己的家人时想到："天啊，我现在遇到大麻烦了。"他还记得自己以为再也见不到他的家人了。最终，在一位秃顶的穿格子衬衫老人的帮助下，他和家人团聚了。

蹊跷的是，这个故事里的大部分内容从未发生过。这个故事其实是由克里斯的哥哥吉姆与洛夫特斯合作杜撰的。吉姆向克里斯讲了这个故事并提供了几个要点——那个老人，那家购物中心——而克里斯自己填补了其他所有的细节。克里斯的故事表明，我们完全可以将假记忆植入人脑中。从那以后，洛夫特斯和其他人又多次重复了这个实验，成功地植入了五花八门的虚假记忆，从噎食、几近溺水，甚至到被恶魔附身。

即使是受过高等教育的人也不能避免。在洛夫特斯 14 岁的时候，她的母亲在一个游泳池里溺水身亡了。在洛夫特斯 44 岁生日那天的家庭聚会上，一位叔叔说当时是她最先发现了母亲的尸体。虽然这之前她对母亲去世的事没什么印象，但突然之间事故的记忆像潮水般涌现出来。几天后，洛夫特斯的兄弟打电话告诉她，她的叔叔记错了——实际上是他的姊姊发现了母亲的尸体。所以之前几天里如此清晰生动的回忆完全是错误的，洛夫特斯无意中对自己进行了一场实验。

而记忆出错是可能产生严重后果的。1989 年 11 月 15 日，15

岁的安吉拉·科雷亚（Angela Correa）从学校失踪。几天后，她的尸体被发现，死因是强奸后被勒死。嫌疑犯是一名17岁的学生杰弗里·德斯柯维奇（Jeffrey Deskovic），他在科雷亚失踪期间也不在学校。警察对他进行了提审，在被严刑审讯6个小时后，他终于承认了谋杀。虽然DNA测试结果与德斯柯维奇不匹配，但由于他的供述，他最终被定罪并被判终身监禁。16年后，新的DNA证据找到了真凶史蒂芬·坎宁安（Steven Cunningham），他因为另一起谋杀案正在服刑，对此他供认不讳。德斯柯维奇最终得以无罪释放。

你可能会觉得虚假供述不可思议，但它出现的频率却高得惊人。美国一个名为"无罪计划"的团体认为，在美国的定罪案件中有近四分之一存在虚假供述的成分。不论你多么自信，认为绝不会任人摆布，到最后你一定会惊诧自己是多么容易会屈服。最近，洛夫特斯向人们证明了睡眠不足就可以导致虚假供述，她成功地让学生承认自己按下计算机的错误按键导致一周数据丢失。事实上，这些学生并没有做过这件事，但前一天晚上没有睡觉的学生中有一半承认了，他们确实有犯错的记忆并签署了一份供述声明；相比之下，那些睡眠充足的学生只有不到五分之一承认。疲劳，低智商，诱导提问，这些都可能促成一段假记忆的形成。

这些例子向我们揭示了一个惊人的事实：当我们的记忆形成之后，并不是一成不变的。每当我们回忆一件事时，我们就会强化形成记忆的那条神经通路，这样一来被巩固的记忆可以更持久地存在于我们的脑海中。但在这个短暂的回忆过程中，我们的记忆变得可塑——我们能够重新调整，甚至扭曲记忆。

我想知道，这是否就是鲍勃惊人记忆背后的奥秘呢？是不是他回忆的方式有什么特别之处，使得他比我们其他人能更好地巩固强化记忆，从而记得更准确、更持久呢？

"这个人叫比利·梅尔（Billy Mayer），"鲍勃说，"大家以为他和一个叫卡特里娜·杨（Katrina Young）的女孩在一起。因为他的妻子离开了他，然后这俩人成了好朋友，于是就有了这个传言。其实这是个无稽之谈，没有任何确凿的证据——人们对此进行了调查也没人能证明他们两个在约会。不过虽然他们并没在一起，小镇的人们还是觉得很不好——"

他说到一半突然停了下来，大概是因为我露出了困惑的表情。

"不好意思，有时我没太在意自己到底说了什么。"他笑起来。

原来鲍勃正在谈论荷兰学院，这是一个以校篮球队为核心的社区，球队叫金骑士队，是大学联赛里的一支强队，曾多次打入决赛并拥有众多备受瞩目的运动员，如奥蒂斯·波基（Otis Pooky）和艾萨克·莫斯利（Isaac Moseley）。鲍勃是骑士队最忠实的粉丝，因为这个队伍——实际上是整个团体——只存在于他的想象中。[15]

在鲍勃很小的时候，他就在自己的想象中创建了一支自己的篮球队。所有球员都住在一个名叫老虎镇的地方，然后他会在头脑中进行篮球赛。球队会去打冠军赛，有输有赢。他曾以为等他长大这种想象就会停止，但随着他年龄的增长，球队的球员也跟着他一起变老了。球员们一路读完大学，然后结婚生子。如今，大多数人都有了一份工作，有些人因为意外事故或衰老而离开了人世。"这就像是我脑海里一本长达 50 年的书。"鲍勃说。

如果你觉得这听起来有点像强迫症（OCD），那你就说对了。

鲍勃在很多事上都有些强迫，他也承认自己有洁癖，"如果我的钥匙掉在地上，我会用热水反复冲洗"。

对一直在寻找蛛丝马迹的麦高来说，这是一条重要的线索。他很快发现，其他具有超级自传体记忆者（他们喜欢自称为HSAM）也经常具有某些强迫症的倾向。对吉尔来说，是她的日记——她写的字又小又密，有时候她自己都认不出来。对于其他人来说，有的是记得他们每次穿新鞋的时间、地点，有的是不停地打扫卫生，有的是一遍又一遍地看某个电视节目。他们中的大多数也喜欢整理和回忆他们的记忆。举例来说，鲍勃在堵车的时候就会试图回想发生在每年那一天的美好回忆——比如，他5岁以来的所有3月1日发生的事，或者他会试着回忆1969年6月每一天发生的事情。

"这种强迫倾向是这个谜题中非常有意思的部分。"麦高说。

近年来这个具有超级自传体记忆的群体越来越壮大了，现在这支队伍已经超过50名成员了。为了进一步了解他们，麦高为这些人做了各种各样的测试，包括心理的各个方面，比如语言流畅性，对人脸和名字的记忆力，等等。他想知道这些人是否还擅长其他的事情。

不幸的是，目前尚无定论。如同吉尔一样，超级自传体记忆者在任何测试中都没有显著优于他们的同龄人，更谈不上出类拔萃。于是麦高又进行了另一种尝试，他要求实验对象们回忆之前一周每天发生的事件，以及前一个月的那一周，以及前一年和前十年的一周。过了一个月后，麦高又出其不意地让参与者回忆相同的日期，并让他的团队成员去对比两次回忆的一致性。

正如你所料，那些超级自传体记忆者对过去有更好的记忆。但出乎意料的是，两组人群对前一周的记忆不论在数量还是程度上都非常相似。[16]

这足以让麦高相信，鲍勃和他的同伴们在获取记忆上并没有比你我更有优势：他们并不是具有更强的学习能力，只是更善于保留记忆。

麦高想要进一步解开这个谜题。于是他又扫描了他们的大脑，发现了九个脑区的结构有些细微的差异，其中尾状核和壳核要比平均值大。这非常有意思，因为这两个区域也与强迫症有关。

这只是巧合吗？福尔摩斯说过，世上可没有那么多偶然。麦高也相信并不这么简单。

麦高说，在将事件转换为神经突触活动，我们称之为"编码"记忆的这个初始过程中，超级自传体记忆者的行为方式与我们其他人并没有什么不同。而读取记忆的方式也是如此。超级自传体记忆者和其他人的差异是发生在编码和读取过程之间——我们称之为强化巩固的阶段。麦高认为，他们非凡的记忆力可能源于他们对过去事件的无意识的强化巩固。也就是说，吉尔、鲍勃以及其他超级自传体记忆者没有主动去回忆过去来记住那些事——这需要一些相当的毅力。相反，他认为他们只是习惯性地回想和思考那些事，在不经意间就增强了他们对事件的记忆。

他说，这可能是一种特殊形式的强迫症。

当我开始写书的时候，麦高已经85岁了，在研究了50多年与记忆相关的问题之后，他也即将退休。可以看出来，他对找出这少数人惊人记忆力的原因抱有巨大的热情。而我十分好奇，他为什么选择把这么多时间和经历放在研究这样一个罕见的现象上。

他答道："这并不是一个无足轻重的问题，这些人大脑的行为方式一定与常人有什么不同。"而他想知道，这是否是一种全人类早期拥有，但由于没必要来保留这些记忆，而渐渐退化的能力。又或者这可能是一种基因变异引起的获得性功能。"无论答案是什么，都会影响深远"，他说，"这一过程到底是如何发生的？就是我们的终极问题。这也是我毕生的追求——理解我们称之为大脑的奇妙机器。"

*

而我一直记得鲍勃在饭后说的那段话。"要知道，能拥有超级记忆的最大一个好处就是，"他说，"我能够记住自己失去的那些人。"

"在那些我爱的人们还活着的时候，我确保自己时常关心想念他们，这样我就能随时回到自己与他们相处时的任何一刻，像回忆昨天发生的事一样。就算他们不在这个世上了，我仍然可以和他们在一起。即使他们已经走了，我也不觉得他们真的离开了，因为我对他们的回忆是如此清晰。我可以回到弟弟的生活中，而不像别人一样哀悼他，因为我能清楚地想起我们在一起的时光。我很关心他人并珍惜自己与他们相处的时光，因为那样虽然他们会离开人世，但他们永远存在于我的记忆中。"

自从这次会面之后，我经常想起这些话。当我的母亲被诊断出乳腺癌晚期时，这段话激励着我，让我在陪伴母亲度过她生命的最后时光中，尽力专注于我们在一起的时刻。我希望，那些记忆永远存在。

我知道自己的记忆永远不会像鲍勃或吉尔那样惊人，但像马伦和科尔塔诺夫斯基一样的人让我知道，只要在脑海里建立一个永恒的记忆宫殿，即使是普通人也有能力记住比预想的多得多的内容。

第 2 章　　莎朗：如堕烟海

02

1952

在屋子前院的草坪上，莎朗和朋友们正在玩捉迷藏的游戏。莎朗被蒙住双眼，而她的朋友在四周尖叫闪躲，尽量不被她捉住。莎朗逮住了一个人的衣袖，她摘下遮在眼睛上的手绢，大喊道"抓住你了！"

接着她眨了眨眼，环顾四周，突然感到恐慌不安。房子，街道，一切都看起来不一样了，她不知道自己在哪里。

莎朗跑到后院，看到母亲坐在沙滩椅上。

"你在这里做什么？"莎朗问道，"这是谁的后院？我在哪里？"

莎朗的母亲困惑地看着她。

"你怎么了？"她问女儿，"这是我们的房子啊！"

莎朗完全糊涂了。她告诉母亲，周围的一切都看起来不对劲儿，而母亲显得有些烦躁不安：她不知道莎朗为什么觉得这不是她家。莎朗搞不清楚这是怎么回事，而妈妈也无法帮助她。

"我不知道这是哪里，但是一切看起来都不太对劲儿，"她说，"我觉得很奇怪啊。"

莎朗的母亲盯着她的眼睛，指着她一字一句地说："你绝对不要对任何人提起这件事，不然他们会说你是女巫，然后把你烧死。"

现今

"我清楚地记得那一刻，就像是昨天发生的一样，"莎朗在电话中说，"我当时只有 5 岁。"

第二天早上莎朗醒来，她认为奇怪的事情再次发生了。卧室的墙就像在她熟睡中移动了一样，虽然她还在自己的卧室，但所有东西都看起来不对劲儿。比如，卧室门移到了另一边。"我知道这应该就是我的卧室，"她说，"而且房间的某些部分很熟悉，但又都错位了。没有任何东西在它该在的地方。"

莎朗当时还不知道她的大脑出了问题，不能够正确地对周围的环境进行定位。

之后她失去方向感的次数逐渐增加，直到最后变成她生活的常态。这让她完全没法认路，不论是在家还是在学校。尽管如此，她从没有向任何人谈起这个困扰，而是用她天生的幽默感和随机应变完成了她的学业，结识了很多朋友，甚至直到结婚也没有人知道，她几乎一生都在迷路的状态中。

"我把这个秘密埋藏了 25 年。"她说。

"25 年？"

"是啊，你知道的，就是……关于女巫的事。"

*

莎朗的这种症状是我见到的最奇怪的病，我从没有想过一个人还能失去这种定位的能力。

我第一次听说这种病症，是从一本名为《神经心理学》（*Neuro-psychologia*）①的医学杂志上看到的一篇病例报道。这篇论文的一个热心作者帮我联系到了莎朗，因为她的症状是他们发现的案例中最严重的一个。

我给莎朗发了一封电子邮件，迫切地希望能去采访她，进一步了解这种神秘的症状。如果我去丹佛见她，她会接受一次面对面的采访吗？

"好极了！"她在信中回复。

我迫不及待地想在她的家中采访她。据她所说，即使在家中从浴室到厨房的途中她也能迷路。

与鲍勃告别几个小时之后，我在一个陈旧的混合着发酵奶酪和潮湿气味的汽车旅馆里小睡了一会儿，然后在黎明时分起床回到机场。我睡眼惺忪地到达了丹佛机场。当我正在租车的停车场里慢慢熟悉左侧驾驶时（英国驾驶座在右侧，与中、美相反），我的手机响了起来。原来是莎朗发来的一封短信："希望你能顺利找到我家，如果你迷路了就给我打电话，或者我可以给你指路。哈哈，我都不知道自己在说什么！"

我不禁笑了起来，打开了卫星导航，然而显示屏闪烁了片刻就死机了。经过一番周折，我终于把地图调了出来，不过图像又暗又模糊。即便还有时差的我也不禁感到这太滑稽了。

在几次错误的转弯后，我驶入一个安静的小区，这里都是整齐的小公寓。我在迷宫般的道路上穿行，到达目的地时，看到莎朗正站在阳台上向我挥手。

当我试图关闭引擎并换下我的驾驶鞋时，我不小心碰到了汽车的喇叭，向左邻右舍高调宣布了我的到访。当莎朗为我打开车门时，我刚穿上一只凉鞋。这可不是我理想中想展示给她的第一印象，即便如此，她还是带着大大的微笑用一个温暖的拥抱迎接了我。

"终于见到你了。你真是可爱呢！"

莎朗金红色的秀发高高束起，搭配着亮粉色的衬衫，与她深红色的唇彩相得益彰。她的太阳镜让我联想起在好莱坞电影中看到的那种幽默的老太太。

我一边悄悄穿上另一只凉鞋，一边跟着她走到门口，那里摆着一只巨大的铁龙虾，它生锈的肚子上写着"欢迎"的字样。

莎朗把我请进她家，房子是开放式的，安静而整洁。她给我倒了一杯酒，然后我们一起走到厨房，我停下来观察她的冰箱。像其他人家一样，冰箱门上挂着各种纪念物——朋友的照片、冰箱贴、电话号码、晚辈的照片、《神奇女侠》的宣传海报——但正中间的一大张纸引起了我的注意。

这是一张年轻英俊的意大利人的照片，他有浓密的眉毛和青短的胡碴，目光看向远方。固定照片的磁性贴上面写着："真正的朋友知道你的一切……无论怎样都喜欢你。"上面还夹着一张小一点的照片，上面是莎朗和那个意大利人坐在餐桌旁，两人互相搂着对方的肩膀在镜头前微笑。

"这是谁？"我问道。

"那是朱塞佩。他是不是很可爱？他是一个非常温柔而富有同情心的人，可以说他改变了我的人生。"

*

朱塞佩·伊里亚（Giuseppe Iaria）是一名年轻的博士后，专注于研究方向感的问题。他的兴趣始于大学，当时作为一名本科生的他正在研究一个项目，调查为什么那些大脑一侧受损的人有时会遇到方向感的问题。后来，在英属哥伦比亚大学工作期间，他决定研究为什么在健康人群中一些人的方向感要优于常人。有一天，一个中年妇女不知怎么突然出现在他的实验室，我们暂时称她称为克莱尔，她向朱塞佩讲述了困扰自己的一个问题：她长期都在迷路的状态中。

伊里亚怀疑克莱尔失去方向是由其他情况引起的。他开始逐一排除可能的情形。例如，内耳感染可能损伤脆弱的内耳迷路组织结构，患者会有天旋地转的感觉。他想，也许正是这种情况导致克莱尔时常转向？另外，脑肿瘤、组织病变和失智症都可能造成海马体的损伤，而我们知道，海马体涉及多方面类型的记忆。会不会是这些症状中的某一种导致克莱尔失去方向感呢？又或者是癫痫令她记不住方位：大脑中失控的突发性大量电信号可以导致这种情形。伊里亚和他的导师杰森·巴顿（Jason Barton）花了两年的时间来排除所有潜在的可能，但就目前他们的测试结果显示，克莱尔在各个方面都很健康。

克莱尔告诉伊里亚，她并没有失去定位能力；她只是从来没有获得过！她回忆说，从 6 岁开始，每次在超市只要母亲从自己的视线中消失，她就会惊慌失措。上学期间，她不得不与姐妹或父母一起行动，从来不敢自己一个人出家门，因为她每次尝试都必然会迷路。成年之后，克莱尔通过乘坐特定的公共汽车，记车站的位置，利用办公室附近的一个著名地标来记住上班的路线。但她的公司马上要搬到一个陌生的地方，于是她认为是时候寻求一些专业帮助了。

伊里亚对此很感兴趣。他常常见到迷失方向的人，但通常是因为某种疾病的并发症，而他还没有碰到这种单纯的发育障碍，在成长过程中自然发生的症状。为了了解问题的本质，他带着克莱尔在附近散了会儿步，然后给了克莱尔一份详尽的说明，告诉她如何重复刚才走的路线。克莱尔可以根据说明完美地完成任务。但当伊里亚要求她绘制刚刚走过的路线，或者她居住的小镇地图时，克莱尔完全做不到。她说："在我的脑海里不存在任何地图。"②

伊里亚称她为一号患者，并将这种病症命名为发展性地形迷失障碍：虽然没有任何脑损伤，但患者无法在脑海中产生或使用地形图。

伊里亚相信肯定还有其他相同症状的人，于是他创建了一个网站，鼓励人们测试地形认知和导航技能。他还参加了一个电台聊天节目来探讨这种症状。在节目中，他接到了一个直播电话。

"简直就像我们事先安排好了一样，"他告诉我，"一个男人打进电话说，'我总在迷路中。我一直都这样，每次我告诉别人时他们都无法理解，他们以为是我心不在焉，所以我后来放弃了，我不再跟别人讲这件事。他们就是不相信我的方向感能那么差劲'。"

随着时间的推移，伊里亚找到了许多其他患者。其中一个人告诉他："无论我在同一栋楼里住多久，我都无法在头脑里想象出洗手间的位置。"

而莎朗是他的四号患者。遗憾的是，这时她已经 61 岁了。

*

我拿着水杯在沙发上坐下，莎朗坐在我的对面。

"能跟我说说最开始的情形吗，你从 5 岁起就完全失去了方向感？"

"并不是，"她说，"有些时候，我的世界看起来很正常而我也可以很好地认路。但有时候，突然之间我的世界就天旋地转然后我就变得完全失去方向感了。"

"而你从来没有告诉任何人？"

"从来没有。相反，我是班上的开心果。因为我想如果我能站起来让同学都开怀大笑，他们就不会注意到我的秘密，所以我成了爱搞笑的小丑。"

"那真的没有人注意到你大部分时间都完全没有方位感吗？"

"没有。当我们走路上学时，我就跟着朋友。如果在课上，我就用上课的时间来记住教室的样子，这样一来下次发生的时候我就知道怎么找到方位了。"

当莎朗还是一个年轻女孩时，有一天她突然找到了一个解决问题的方法。她当时在一个朋友的聚会上，大家在轮流玩"钉上驴尾巴"的游戏。

"你知道那个，"她说，"你蒙上双眼原地转几圈，然后开始找挂在墙上的驴子图片，为其钉上尾巴。"当我转圈之后我觉得一切都不对了，我能感到自己走的方向完全错了。我把尾巴钉在墙上，每个人都像往常一样大笑起来。我解开眼罩时默默地对自己说："我知道自己在朋友家，但这看起来一点儿也不像她家。"

这次短暂的风波后来竟变成了她的救命稻草，帮助她在今后的生涯里找到方位。因为当再次轮到莎朗蒙上双眼转圈时，她的世界又恢复了正常状态。

"那时我才知道转圈就会导致这种情况发生，但同时转圈也能让我复原。"

"现在我一般会找个最近的卫生间，"莎朗说，"我走进隔间，闭上眼睛原地转圈。这种感觉难以言喻，它不是一种声音，而是一种一切都复位的感觉。当我再次睁眼时，我的世界就又是那个我熟悉的世界了。"

她笑着指着贴在冰箱上的照片。"我把这叫作我的神奇女侠特技。"

"你为什么要去卫生间转圈呢?"

"嗯，如果你看到一个老太太闭着眼睛在她的车旁边原地转圈，你会怎么想?"

她这样说确实有道理。

"我总是私下自己一个人做这一切，因为我感到很不好意思。"

*

对我们大多数人来说，方向感是轻而易举、与生俱来的。当到达一个新城市，大脑就开始记住这个地方。第一天，你能找到自己家或是所在的旅店，随着时间的推移，你就能渐渐开始识别某些地标，熟悉周围的环境。

伊里亚的许多患者都感到他们长期生活在这个"第一天"里，无论他们在同一个地方待多久，都不能熟悉周围的环境。

像克莱尔一样，许多人通过记住特定的转弯顺序来记住日常生活中最常用的几条路线。比如从办公桌走到卫生间，他们知道在打印机那里要左转，在盆栽那里右转，最后通过双层门就到了。

然而，普通人不这样记路是有原因的。要想记住所有的线路对你的记忆来说是个很大的负担，相反，我们借助一种被科学家称为"内嵌式地图"的动态系统，这种大脑内的表征方式让我们在熟悉周围环境时，只需要想象事物的相关位置而不必记住特定的方位顺序。

你现在就可以自己试验一下。如果我让你想象一下去洗手间的路线，你能做到吗？你可能不费吹灰之力。我们通常认为，能够在脑海中描绘一条路线是理所当然的，但这其实是一种非常了不起的技能——事实上，这是我们大脑最复杂的功能之一，科学家们为此困惑了数十年之久。

难点在于，一般的方位识别需要激活几个不同的脑区，而每个区域都会和其他区域进行极其复杂的交互对话。

除了扫描研究世界记忆冠军的大脑，埃莉诺·马奎尔（Eleanor Maguire）也花了很多时间试图搞清楚到底是大脑的哪些区域在进行对话。她的动机并非完全没有私心：虽然她是英国研究方位感的顶级科学家之一，但她本人的方向感也极其糟糕。

"这也是我进入这个研究领域的终极原因，"有一天我顺路把她捎去实验室时她告诉我，"我的认路能力非常差——这真的让人羞耻。"

我们坐在伦敦西北角布卢姆茨伯里区的办公室里。马奎尔告诉我，当她走出前门时，她会故意朝她要去的反方向走。这样一来，她说，"十有八九我能走对"。

不久前的一天下午，我从马奎尔的实验室出来然后赶着去剪发。因为已经迟到了，我急忙冲到主干道招手拦出租车。我幸运地拦到了一辆黑色出租，司机是在伦敦有着 20 多年载客经验的杰夫。我钻进汽车伸手去够安全带。

"去哪儿，亲？"他问道。

"南莫尔顿街。"我答道。

没有片刻的犹豫，杰夫掉头从一条小路穿出直接前往发廊。他自始至终没有看一眼地图。那是因为他已经将"道路知识"熟记于心了，这是一项所有伦敦黑色出租车司机必须通过的著名测试，需要记住在查令十字街方圆 6 英里内的多达 25 000 条的全部道路。

马奎尔试图通过研究杰夫这样拥有杰出方向感的出租司机，来揭示人们擅长认路的原因。通过扫描他们的大脑，她发现出租车司机的海马体后部（尾端）比非出租车司机更大。[③]但这是他们成为出租车司机之后的结果，还是海马体较大的人更有可能成为出租车司机？为了找到答案，马奎尔从他们开始学习"道路知识"时就进行扫描，在 4 年内多次扫描了 79 名见习出租车司机的大脑。那些通过测试的人海马体尾端比开始时更大了，而未通过考试的那些实习出租车司机，以及 31 名有着相似年龄、教育程度和智力，但没学过"道路知识"的对照组人员，都没有显示出差异。[④]显然，海马体伴随着认路能力也一起增大了，而这就引出了一个问题：海马体是如何帮助我们从 A 点到 B 点的？

在 20 世纪 60 年代，同样在伦敦大学学院的英国神经科学家约翰·奥基夫（John O'Keefe）开始尝试解开海马体是如何认路的谜题。为了验证这个理论，奥基夫研究了在开放空间里自由行动的大鼠，他想知道当它们探索环境时大脑哪些神经细胞会变得活跃。通过在海马体中埋放的一组电极，他能够记录到单个神经细胞与周围环境交流通信时产生的微小电流。

利用这种技术，奥基夫发现有一类神经细胞只有当动物在特定位置时才会发送电信号。每次大鼠经过这个位置，那个神经细胞就会砰砰地放电。而旁边的另一个神经细胞只关心另一个位置：

砰砰！只要大鼠走过那个地方它就会放电。然后下一个神经细胞又对另外的一个位置产生反应，依此类推。砰砰，砰砰，砰砰！许许多多这样的神经细胞一起合作就能准确地预测这只大鼠的精确位置，误差在 5 平方厘米内。奥基夫将这些神经细胞命名为"位置神经细胞"，并揭示出它们是如何协同合作告知其他脑区"这就是我现在所处的环境"。[⑤]

在接下来的几十年里，人们又发现"位置神经细胞"并不是单独完成这项工作的，他们接收海马体附近的一个被称为内嗅皮层的区域中其他三种神经细胞的输入。一种类型的神经细胞被称为格点神经细胞，是由迈—布里特·莫泽（May-Britt Moser）和爱德华·莫泽（Edvard Moser）发现的。这对曾经的夫妻搭档都出生于挪威西海岸的一个偏僻小岛上。

他们意识到导航能力部分依赖于我们对自己的认知，来自何处以及如何移动。想象一下你在停车场走到付款机，然后再沿原路返回到车上的场景，莫泽二人发现正是格点神经细胞负责将这些信息整合到我们的"内嵌式地图"中[⑥]

要想理解格点神经细胞是如何工作的，不妨想象自己走在一块蜂窝六边形地毯上，当你到达其中任何一个六边形的顶点时，一个特定的格点神经细胞就会相应放电。而当你把这些六边形网格在地毯上稍微平移，每次到达新的六边形任意顶点时，另一个格点神经细胞就会放电——如法炮制，这些格点神经细胞就建立了一个通用的空间地图，可以实时更新所处位置和地标之间的相对距离。

而边界神经细胞位于内嗅皮层，这些细胞负责提供有关边界壁垒的信息。比如，当你靠近一堵在南面的墙时，某个细胞就会放电。而到达两面墙之间或者靠近悬崖边缘时，另一个神经细胞就会放电。

最后，边界神经细胞还需要与朝向神经细胞共享信息。顾名思义，朝向神经细胞只有在头朝特定方向转动时才会发放。

对于我们如何在这个世界上认路，目前最广为接受的理论是：大脑存储了位置神经细胞在某些特定位置会放电的信息，这样一来就可以引导我们返回该位置。想象一下，经过漫长一天的大采购之后你试图回到自己的停车位，你的位置神经细胞被头的方向，身体的位置和周围的场景所影响，不停地发送信号引导你四处寻觅，直到当前的放电模式与存储的信息完全匹配，哇啦！你就找到了你的车。

然而这还不是全部。虽然大脑里有这么多的行为，但单凭我们的内部指南针系统还不够。面对方位导航这个难题，我们还缺少一个非常重要的信息，而它的存在与否可能决定着我们的生死存亡。

*

当你找到我的遗体时，请给我的丈夫乔治和凯莉打电话。如果他们知道我已经死了，以及我在哪儿被找到的，那将是对他们最大的安慰——无论多少年以后。

66 岁的杰拉尔丁·拉尔盖（Geraldine Largay）在著名的阿巴拉契亚国家小径上徒步，她偏离主干道几步去上了个厕所，想不到竟然迷路了。她的昵称叫格利，是一名退休的空军护士，之前在家乡田纳西附近进行过多次长途徒步。阿巴拉契亚山脉长达 2200

英里，跨越了 14 个州，之前她完成了穿越整个路线的课程，在过去的 6 个月已经完成了超过 1000 英里的路程。

2013 年 7 月 22 日，格利试图给丈夫发短信，他就在不远的地方等着给她输送补给。短息写道："遇到些麻烦，离开主干道去厕所，现在迷路了。能否给 AMC 打电话让道路维护人员来帮我？位于树林路以北的某处。XOX"

因为没有信号，这条短信没发送成功，格利当晚就在那里露营。第二天搜索行动正式展开，人们在茂密的林地里找了她好几个星期。

直到 2015 年 10 月，一名为美国海军工作的林务员发现了一具人类头骨，旁边还有一个睡袋。根据《纽约时报》[⑦]的一篇报道，在不远处还有一个倒塌的帐篷和一个装有格利财物的绿色帆布背包，整整齐齐地装在密封防水袋里。附近是一个被苔藓覆盖着的笔记本，上面写着"乔治收 XOXO"。在笔记中，格利解释说她找不到返回的路之后，又走了两天，按照训练中的方法，她露营在那里，希望有人能发现她。日记的最后记录日期是 2013 年 8 月 18 日。

虽然我们不知道隔离当时能做些什么来避免惨剧的发生，但毋庸置疑的是，她迷路很大程度上归咎于她走失的这段是最为崎岖的一段路径。不必走很远，她就被厚厚的灌木丛和千篇一律的杉树紧紧地包围起来，完全看不到小径了。这样一来，没什么可以辨别出一个方向和另一个方向，简而言之，那里完全没有地标。

你可能觉得记住街道尽头的邮箱或者办公室外的公共汽车站没什么大不了，但实际上，将这些永久地标识别并整合到内嵌式地图的能力是极其重要的。我们在源源不断地把有意义的内容加入我们的地图库之中。试想，告诉一个朋友从附近车站到你家的线路时，你会选择什么信息来指路呢？我会提到我家附近的装饰艺术酒吧，一个有海象标本的博物馆，以及埋葬着瘟疫受难者的独特三角形的山丘。

我们识别熟悉地标的能力是如此重要，以至于大脑有一个专职的区域——它被称为压后皮层（retrosplenial cortex），当它被损坏时会导致严重的导航定位问题。

当一切正常的时候，我们的空间记忆是非常出色的。但随着科技的发展，全球定位系统、卫星导航、移动地图等，我们会逐渐失去导航能力吗？毕竟，计算器已经导致许多人的心算能力下降。在科学期刊《自然》的一篇评论中，皇家航海学院的前任主席罗杰·麦金莱（Roger Mckinlay）认为的确有可能。他说："如果不珍惜这些能力，我们的天然导航能力将随着越来越依赖智能设备而恶化。"⑧

确实，高科技可能会破坏我们的天然导航技能。研究表明，跟随 GPS 系统从一个地方到另一个地方的人们，与使用传统纸质地图的人相比，会感到更难找到他们所在的地方。像我们大脑的许多天赋一样，这也是会用进废退的。2009 年，马奎尔和她的同事们证明，退休的伦敦出租车司机在导航测试中的表现要逊于同龄的在职出租车司机。⑨

最终我们的技术支持是否会侵蚀我们的天然导航能力尚不清楚，而眼前更迫切的问题是，人们有时甚至不能意识到 GPS 把你带到不想去的地方。2013 年，一位年长的比利时妇女出发前往 38

英里之外的位于布鲁塞尔的家，但不小心在 GPS 输入一个错误地址后，她最终到了萨格勒布，在 901 英里之外，而且是两天后！还有更悲惨的故事。2015 年，巴西的一名女企业家在去往海滩的途中，跟着导航程序的指示经过了一个帮派控制的贫民窟而遭枪杀。即使是最先进的导航系统，它们能够确定位置，但并不一定是一条最佳路线。

那么失去导航能力是不是极度危险？一般来说，跟随 GPS 很少会出现这样糟糕的状况，也不太可能完全让你的天然导航能力完全消失。但重要的是，我们要时刻记住自己拥有一个内嵌式地图，至少在今天，它比最聪明的 GPS 还要强大。

*

我和莎朗出发去附近的一家餐厅吃午饭。我提议由我来开车，但莎朗坚持她认路，没问题。她说这些话时信心十足，不过，对一个找到自己厨房都有困难的人来说，开车真的没问题吗？

当莎朗向我展示她的房子时，我一直在密切关注着她。我不知道接下来会发生什么，比如她突然露出困惑的表情，然后撞上一堵墙或什么的。但任何异常都没发生，所以我安心地坐在了副驾驶座上。

从她的公寓出发，我们开车绕过几个环形交叉路口，经过一组交通信号灯，然后顺畅地左转再右转。我们安全地开上一条穿过小镇的高速公路，山顶还有皑皑白雪的落基山脉一路向西延展开来。

莎朗指着山脉告诉我，有时她会开车进城，然后她会突然意识到她的世界已经转向了，因为山脉变成朝北的走向了。我还没明白这句话，她就指着餐厅告诉我到了。然后我们开过入口："我不能直接进去，因为那里是一个大转弯。"她说，就像是在解释一个显而易见的事实。

等我们停下车，我再次瞥了一眼岿然不动的山脉。它们怎么会突然朝北？

我们来到一家名为萨尔萨布拉瓦的店里，坐下点了两份冰红茶。我要求莎朗重新解释一下。

"你能再详细说说，当你的世界转向时你看到的情景吗？"

她想了一会儿，然后让我选一条伦敦热闹的购物大道，我选了牛津圆环广场，那里总是人潮涌动，人流络绎不绝。

"想象你在那里大采购了一整天，"她说，"你走出最后一家商店，然后向左边的车站走去。"

我想象了一下这个场景。

"但突然间，你发现车站其实在你右边，因为你其实在街对面的一家商店里。在一刹那你短暂地感到迷失了方向，因为你认为在东的车站现在在西边了。世界虽然没有翻转，但你的感觉却转向了。"

当发生这种情况时，大多数人的大脑会惊人地宽容。一旦出现困惑，大脑就会旋转周围的一切，然后在几毫秒内重新定位自己和你。而那瞬间的内嵌地图与实际位置的不匹配，就是莎朗在她的世界转向时的感受。因此，当她说山脉突然朝北时，是因为虽然山没有物理位移，但她的内嵌地图却把它移到了北方。

"我无法像常人一样把我的世界转回来，"莎朗说，"除非我使用我的神奇女侠特技。"

我问到为什么刚才我们要绕道进餐厅时，莎朗解释说弯曲的道路会让她的世界翻转。这使得莎朗找工作很困难，在她二十几岁时，她费了很大精力找工作。每次面试，她都需要事先弄清楚那座楼在哪里，以及所在道路是不是有大弯。如果建筑内部有很多蜿蜒的走廊，她不得不直接拒绝工作。

我不禁好奇莎朗在另一个世界是什么感觉——是不是她完全不能认出周围的环境到达目的地？

"这很难解释，"她说，"想象你站在浴室组合柜面前，打开柜门通过里面的镜子看向房间的其他部分，你是知道这确实是你的浴室，但一切都在错误的地方。同时你还感到巨大的压力，因为一切看起来都完全不同了。这对我来说太难了。"

当莎朗半夜需要去厕所，或她早上赶时间不能施展神奇女侠技能时，她就觉得自己像在别人家里。当她的孩子还小的时候，如果在夜里她突然被吵醒，就不得不顺着他的哭声去寻找孩子的房间。

"当这种情况发生在家里时，我虽然知道自己在厨房却没法说出每个橱柜或抽屉里都有什么，因为我对它们没有任何熟悉的感觉。我必须告诉自己，'好，假装你在自己知道的那个厨房里'。因为我知道自己平时找勺子时会去冰箱右侧的抽屉，所以我先找到'另一个厨房'的冰箱告诉自己，'好，勺子就在这里'。"

在上学期间，莎朗一直向朋友和家人隐瞒了她的问题。显然，年幼时母亲的警告已经扎根在她的心里。我不禁感到同情，莎朗是这么可爱的一个人——她待人如此友好，风趣幽默，而且非常聪明。我很难想象她一直以来自己一人保守着这个秘密。

莎朗快30岁时她的秘密才被公之于众。莎朗的哥哥打电话，让她帮忙送自己去医院。他患有肠道慢性炎症克罗恩病，当时感到很不舒服。莎朗惊慌失措地冲出房间去开车，选了一条近路前往哥哥家中。但在路上某处，她的世界突然翻转了，于是她彻底地迷路了。她开进一家加油站开始打电话。

　　她给哥哥电话。"我找不到你家了。"她说，并描述了加油站。

　　她哥哥迷惑不解。他说："你现在就在我家的两个街区之外，怎么会不知道你在哪儿呢?"当他们两人从医院回来之后，她哥哥问她到底发生了什么事。

　　"我当时情绪太激动了，几乎说不出话来。"

　　这是莎朗自5岁以来，第一次谈起她的病情。

　　"当我告诉他母亲对我说了什么之后，他非常生气。不过他也理解了为什么我这么长时间从来没说过。我们的父母相处不太融洽，而我们没有正常的童年。"

　　后来莎朗的哥哥对他的医生提起她的病情，医生就联系了一位神经科医生和她会面。临近和医生会面的时候，莎朗不得不把这一切告诉她的丈夫。在那之前，她一直成功地在他面前掩饰了一切。

　　"我一般很少开车，而且通常我开去的地方都离家很近，"她解释道，"而且我把路线都安排好，让自己只开直道，所以不会迷路。"

　　就连我对她撞墙的顾虑也不是完全没发生过。她告诉我，有时在紧急情况下她非常担心自己无法照顾好孩子。当她在半夜起床去照顾孩子时，她几乎总会撞墙，而她的前夫以为她只是很笨拙。

"我就让他那样认为而从没解释过。因为我觉得比起来，这件事情听起来更傻。"

当莎朗在结婚 8 年后终于向他讲述了事情的真相之后，她只记得他说道："哦，这就是为什么开车的时候你总问我咱们在朝哪个方向开？"

"他当时对此完全不感兴趣。"

莎朗的神经科医生告诉她，鉴于她的问题是长期性的，她很可能患有良性肿瘤或癫痫症。不论是哪种情形，他说："我们会安排你来医院进行全面的检查，然后治好你。"

如他所说，他进行了一系列的检查来探测莎朗大脑的异常活动，试图寻找癫痫或某些生理病变的迹象来解释她迷路的成因。

"我当时唯一的念头就是，神啊，请让他找到什么问题，这样他就能治好我了。"莎朗说。

但结果是没有癫痫，没有病变。莎朗的大脑非常健康。

"他们说我需要去看精神科医生——他们以为我疯了。"这次的诊断让她一度患上了严重的抑郁症。

"我当时想到了死，"她说，"他们给了我希望，让我以为医生能找出问题把我治好。"

莎朗去看了长达一年以上的心理医生，医生虽然帮助她解决了抑郁症，却无法治愈她的迷路症。他让莎朗每隔几年就联系一下神经科医生，看看科研界有没有什么新的进展。他说："我相信这一切是由于你大脑中有些科学还不了解的东西。"

后来直到莎朗 40 岁，她才有足够的力量听从这个建议。她当时在一家医院做行政助理工作，就在那里约了一位医生。

但是她一到诊室就感觉很别扭。

"这位医生拿出她的纸和纸板问我怎么回事，"莎朗说，"我试着尽可能简单明了地告诉她——当我的世界翻转的时候我就完全迷路了。她看着我就像我在编故事一样。她问我我怎么解决这个问题，于是我告诉她我原地转几圈就好了。她说，'那你示范一下给我看看'。"

莎朗有些意外，她之前从没在任何人面前转过。

她边回忆边打了个冷战。

"我强忍着羞耻，站起来闭上眼睛。那真是太尴尬了。我原地转了几圈，直到我感到世界已经翻转了。"

医生问莎朗看到了什么。

"我说，'嗯……我现在在另一个房间里。这看起来和我进来时不是同一个房间，虽然从逻辑上我知道并不是这样'。"

莎朗又转了几圈坐下来。医生放下手中的笔和纸板，问："有没有人说过你可能患有多重人格障碍？"

莎朗感到奇耻大辱。

"我感到自己好不容易说出了自己的秘密，然后又被人质疑我是不是疯了。我绝不想再重蹈覆辙，于是我马上背起包离开了那里。"

又过了 10 年，莎朗才再次尝试去了解自己的大脑到底出了什么问题。一位朋友读过几本神经学家奥利弗·萨克斯（Oliver Sacks）的书，他建议莎朗写信给萨克斯讲一讲她的症状。几个星期后萨克斯回了信，他先是表示抱歉说自己没有听说过这种情况。

但他又提到自己联想起来一些宇航员告诉他的经历，他们说在太空中有时会"感觉不太对劲"，像是上下颠倒或者倾斜了。而这个感知的世界又会突然被矫正过来，一般是通过某些线索——通常是触觉——令他们的定位系统又重新调整过来。萨克斯还告诉她，这种不能辨别熟悉环境的问题也可能类似于一种被称为脸盲症的情况，也就是人们无法识别熟悉的面孔。

听到这些之后，莎朗在网上用谷歌搜索了"脸盲症"。她点进去一个测试识别面孔能力的网站。测试结束后，有一份问卷调查，中途的一个问题引起了她的注意："你有没有遇到过，你觉得自己应该认识但感觉并不熟悉的场景？"

"我当时的感觉真是'活见鬼了！'于是我在评论区尽可能简洁地描述了我的有关情况。"莎朗说道。这时服务生刚好把我们的午餐端了过来，他露出一副困惑的神情。

莎朗停下来转向服务生。

"她正在写一本关于疯子的书，"她对服务生说，"而我就是其中之一！"她大笑起来，并没有做进一步的解释，而是继续讲述她的经历。

"不到一周我就接到了布拉德·杜查恩（Brad Duchaine）的电话，他是伦敦大学学院的一名研究员。"杜查恩设计了莎朗填写的在线测试，是用于研究识别亲友大脑机制项目的一部分。

"他非常体贴，"莎朗说，"他相信我所说的一切，并向我保证一定会有一天有人会研究出这个问题。"

"我向你保证，"杜查恩告诉她，"只要我找到研究者和他们的地址，我会第一时间通知你。"

不可思议的大脑

"他真的让我不再害怕，"莎朗说，"让我期待自己的经历有朝一日可以被证明是真实存在的现象，而我既没有疯，也不是个女巫。"

那之后过了不久，杜查恩给她发了一封电子邮件，说有个好消息。一位意大利裔研究员要搬去温哥华，会开始研究她的症状。那人就是朱塞佩·伊里亚。不久之后，伊里亚联系了莎朗并邀请她去自己的实验室。

"朱塞佩第一次打来电话时，我坐在厨房里给他讲了我的整个故事。他是那么的温柔体贴，当我告诉他关于女巫的事情时，他几乎要哭了。"

伊里亚告诉莎朗，他推测她大脑中不同的导航神经细胞之间的交流方式可能存在问题。在接下来的五年里，他开始检验这个理论。

他先扫描了健康人的大脑来研究负责定向导航的几个脑区之间是如何联系的，以及这些联系是如何影响到定向的。他的团队得出的结论是：导航能力越强的人，那些相关脑区的联系活跃度越高。

这个概念被称为大脑网络理论，是许多人类行为的基础——大脑不同区域之间的用以传递信息的联系可能比这些区域自身的功能更为重要。这就像是集中了世界上一流的铜管乐演奏家，不论他们的独奏是多么出色，如果他们不能协调合作，四重奏时就会变得混乱一团。

然后伊里亚的团队又对和莎朗患有类似症状的人群进行了大脑扫描。他们注意到这些人的右侧海马体和前额叶皮层的某些区域活动异常，而后者的功能是使我们把导航的相关信息收集起来做出判断，同时它也会参与一般的推理和智力活动。

伊里亚的被测试者们在记忆力或推理能力上并没有任何问题，他由此得出结论：这种症状应该是由两个脑区之间的沟通不当所造成的，而非某个脑区单独的缺陷。

他告诉我："仅仅大脑的各个区域都能工作是不够的，它们也必须能进行良好的交流。"

从那之后，伊里亚的团队发现，莎朗和克莱尔的情况类似，她的大脑在解剖学上看起来很正常，但几个导航相关的脑区无法正常交流。我明白这为什么会让莎朗不能生成她的内嵌式地图，但我不明白的是，为什么她有时又能正常地导航呢。"那是什么导致了她的世界的突然翻转呢？"我问伊里亚。

"有些人实际上并不缺少生成内嵌式地图的能力，"他说，"而是在收集拼图碎片的过程中，由于错误的不断累积和某些信息的丢失，使得地图会突然发生变化。"

不同人的症状严重程度也不尽相同。伊里亚有个病人，她的世界每分钟都会翻转，天天如此。"这一刻，她的大脑告诉她浴室在她的左边，下一刻又说在右边。简直要把她逼疯了。"他说。

我问伊里亚对莎朗原地转圈的方法怎么看，他说他知道有人能够重置他们的内嵌式地图，一般是通过把注意力放在周围的事物上。但据他所知，莎朗的方法是独一无二的。[⑩]

"我必须承认我也不知道为什么这能起作用，"他说，"她的耳蜗前庭系统没有任何问题——她不会感到恶心，平衡感也没问题——但不知怎么通过转圈搅动这个系统就可以重置她的内嵌式地图。"

他叹了口气。

"我虽然可以扫描她的大脑,却无法读出她的心思。"

*

最近,伊里亚一直在试图论证发展性地形迷失障碍具有遗传性。[11]在所有被他诊断出这种症状的人中——总共近200人——大约30%有至少一个家庭成员也受到这个问题的困扰。为了证实他的假设,他和同事们一直在测试患者的整个基因组。他们已经锁定了一些可能的致病基因。"我们很快就能知道到底是哪些基因导致了这个症状。"他说。

这将是一个重大进展:这项研究能让医生对有家族病史的儿童进行基因测序,并预测他们是否也会产生导航问题。虽然近期内还不太可能直接进行基因干预,但他们可以进行相关的大脑训练,来帮助这些孩子学会使用大脑的其他部分认路。

"我们越早发现这些基因就越可能进行干预,让这些孩子学会在自然状态下学不会的导航技能。"伊里亚说。

我不禁好奇,对我们其他人来说有没有一种方法能提高自己的认路技能呢?还是说当我们成年之后就为时已晚了。"当然有,"伊里亚说,"如果你到了一个新环境,你应该选一个原点——你的初始坐标——经常回访那儿的地方,一般会有助于更好地构建你的内嵌式地图。"他还说应该更多地关注周围的环境,注意那些标志性建筑并思考它们的相对位置。"还有,别忘了时常转身往回看看:这是很多动物经常使用的一个技巧,可以让它们更容易找到回家的路。"

当我和莎朗离开餐厅时，我问她的儿女和孙子有没有遗传到这个症状的迹象。

"谢天谢地，并没有——他们都很擅长认路。"她说。

我们又默默地走了几步。我想知道，那莎朗的症状是自发性的还是遗传的呢？

"你觉得……"我开口问道。

"我妈妈？"莎朗猜道，"是的，我想她一定也有这个症状。现在回想起来一切都说得通了。她从来没有对我的父亲提起过我的症状，很可能是因为她从没说过她自己的问题。要是没有其他人陪着，她从不送我们上学或去接我们。只有和父亲一起开车或上街去拜访邻居的时候她才会出门。她自己从来不去任何地方——从来没有。"

虽然帮助莎朗可能为时已晚，但仅仅是知道有人在研究这个症状已经改变了她的生活态度。

"我总是装得很傻很搞笑，因为这样就可以让人们不去注意我极力掩盖的那些东西。大家总说，'你总是看上去那么高兴'。他们不知道晚上回到家里我会哭。而现在我再也不用这样了。现在所有的朋友都知道我得了什么病，也知道在外面为什么有时我要离开一下去使用我的神奇女侠特技。"

当然这不意味着她的症状不再给她带来麻烦。最近她在一家百货公司迷路了，而她要去参加的派对已经迟到了。为了转圈找到回去车上的路，她抓起一条短裤就跑进了更衣室。等她举起短裤时才意识到她拿的是一件婴儿装。她尽量保持平静，走出更衣室。

"我就告诉店员，'不行，小了点'。"

在回莎朗家的路上，我已经能认出某些道路，我不禁好奇我俩的大脑是完全两样，还是她处在导航能力分布曲线的一个极端。我后来问了伊里亚这个问题。他说，这种症状的严重程度确实因人而异，不过根据我们目前掌握的信息还不足以判断莎朗的情况是在一个正态分布曲线的极端，还是与常人完全不同。

"你可以这样想，"他说，"如果你将 100 个人搬迁到一个新的城市，一些人将在几天之内就开始认路了，其他人则要过几周，有些人需要花几个月。一年之后，所有的人都会对这周围的道路有不同程度的了解。但把一个有莎朗这种症状的人带到那里，他们可能永远无法导航，一年之后不能，甚至十年之后还是不能。他们每天都会迷路。他们可能用了跟我们一样的思维方式，但某些地方就是和我们不太一样。"

莎朗和我走回到她的房子，这次她把我带到厨房，那里有她为我烘烤的香蕉蛋糕，让我在回程的航班上享用。我们再次站在她的冰箱前面，讨论我到底能拿多少蛋糕而顺利通过安检。莎朗坚持认为我可以把整个都带走，我最终做出妥协，用锡箔纸小心地包好三片香蕉蛋糕。稍后我还收到了她的短信和电子邮件，确认我安全到家了。

我告诉她，知道了她经历的这一切，我非常惊讶于她的善解人意和行事正常。说这个的时候，我清楚她绝不会感到被冒犯。

她回头看了一眼冰箱。"现在的我要归功于朱塞佩。在遇到他之前，我完全不是这样的。真的，我一直都是那个胆怯的小女孩，直到十年前我才意识到我终于成长为一名成熟的女性。现在的我是快乐的。我终于认识到人生要过得充实，我需要学会喜欢自己并接受自己。"

她笑了起来："所以现在我的冰箱上才有神奇女侠。我为今天的自己感到自豪。"

在她的家门口，我又看到草坪上那个巨大的龙虾雕塑朝着我挥手。

"我知道这看起来有点可怕，"莎朗把我送到车上的途中说道，"但我给他起了名字叫路易。"她回头看着房子，"当我在小区迷路的时候，只要看到路易我就知道自己到家了。"

＊

在飞机上，我找出我俩在餐厅一起拍的合照。莎朗鲜红的头发和灿烂的笑容是如此耀眼。仅从外表上，你永远不知道她的世界有多么奇怪。但其实她眼中的山脉可以倾斜，她熟悉的屋子可以瞬间改变。

我们正在慢慢了解为什么会发生这种情况——也就是认识到我们海马体内部和周围的各种细胞是如何相互关联来生成内嵌式地图。也许有一天我们可以足够了解这个系统，当它出错的时候能把它修好。但在此之前，我想知道有多少人像莎朗一样在隐藏着类似的秘密。那些人使用各种借口和小伎俩，甚至陷入抑郁，因为他们担心被人非议。所有这些都是因为我们不能客观地比较我们对世界的看法。

"外面太美了，对吧。"坐在我旁边的那个男人指着窗外说道。

我向下望去，看到了伦敦闪烁的灯光，微笑表示同意。但我突然有种奇怪的感觉。几天前，我会理所当然地认为我们正在欣赏同样的景色——深蓝色的泰晤士河和若隐若现的议会大厦。但莎朗的故事告诉我，这位先生看到的世界和我可能完全不同。我看着他，不知道我眼中的伦敦是否与他的一致。

当飞机快降落时，摘星楼那独特的灯光在机窗中渐渐变得清晰起来。我不禁想到，有没有什么方法能让我们找到这个问题的答案呢？

第 3 章　　鲁本：得见辉光

03

迎着隧道尽头明亮的阳光，我眯起了眼睛。我乘坐的大巴刚刚开过古根海姆博物馆（Guggenheim Museum），这座建筑有着独特的线条，上面镶嵌的石头、玻璃和钛金属闪闪发光。大巴继续行驶，我看到那座 20 英尺高的著名雕塑，一只全身覆盖缤纷花朵的巨型狗雕塑。在远处，哥特式教堂和一排排红顶公寓楼之间，针形高楼直入云霄。

这是位于伊比利亚半岛北端的西班牙城市毕尔巴鄂。虽然还是清晨，气温已经开始升高。我要去见一位记者同行，希望通过他能让我了解其他人的世界与我的到底有什么不同。当然我先得找到他。

我在一个巨大的环形交叉路口下了车，试图搞清楚该从七个出口中的哪一个出去。最近，我开始庆幸自己有个内嵌式地图，不过有时还是很难找到方向。有一瞬间我考虑用西班牙语来问路，不过最终还是决定向着西塔琴声的方向走去，那里正在演奏 ABBA 的《小女孩》（Chiquitita）。就这样，我穿过了划分城区的内维翁河，而我的目的地阿里亚加歌剧院就在桥对面。于是我在通往剧院的露天台阶上坐下来，边休息边盯着每个经过的人仔细观察。

事实上，鲁本·迪亚兹·卡维埃德斯（Rubén Díaz Caviedes）很显眼。他 30 岁左右，蓄着浓密的棕胡子，戴着宽大的黑眼镜。他走来时，我跳下台阶笨拙地朝他挥挥手。我们在台阶下碰面了，我伸出手来，但他丝毫没有要握手的意思。

"入乡随俗。"他说着就在我的脸颊两侧各吻了一下。

我知道我的表情一定很惊讶，不过并不是因为亲吻礼，而是他的声音。

"哈哈，我知道我的口音，"他说，"我经常被人评论说我讲话像个英国绅士。"

我大笑起来，于是我们一边轻松地攀谈起来，一边在鲁本的带领下走向毕尔巴鄂的老城区去吃当地传统巴斯克早餐：一杯大黑咖啡。

当我们沿着城市的鹅卵石街道漫步时，鲁本告诉我他的经历，他来自一个沿海的乡村，然后在毕尔巴鄂的一家现代文化杂志社工作。不久之前，他还住在马德里，然后又去了巴塞罗那，但为了能够更好地平衡工作与生活，他最终搬回了家乡。他说，这些高山和绿地是"用钱买不到的东西"。

鲁本的新居在鲁伊洛瓦（Ruiloba），他还有家人住在那里。他是三个孩子中的老大，三个都是男孩，各相差两岁半。他的童年非常幸福，但也并不起眼。到了21岁，鲁本才第一次意识到自己的大脑不同寻常。而我正想要深入了解这个问题，于是不得不问了一个我确定他不喜欢的问题。

"鲁本，你肯定很反感我这么说，但你真的能看到光环吗？"

鲁本深深地吸了一口气。

"是的，如果我能花3个小时来做出详细的解释的话，"他说，"但如果我只和某人相处几分钟，就这么跟他们说的话，他们会认为我是个会法术的妖怪，或者"——他暂停片刻，在脑海中搜索合适的英语单词，"或者是个蠢蛋。"

*

1997年，位于冰岛首府雷克雅未克的科学家卢夫特·吉苏拉森（Loftur Gissurarson）邀请了 10 位不同寻常的人来到他的实验室。这十个人都声称自己可以看到光环。

光环常常会和宗教联系起来，最常见的就是基督教艺术作品中圣母玛利亚和耶稣身体周围的光环。有时候在一些灵修中也会提及，比如气功的"真气"，瑜伽中的"普拉纳"，或忍术的"能量"——据说这些神秘的能量中心位于人体神经系统的七个主要部位。它们被描述为一圈色彩或光环，或是围绕在生物体周围的电磁场——从而可以反映出一个人的健康、情绪和灵感。不过大多数科学机构都不认同这种说法。

现在，吉苏拉森是雷克雅未克一家地热公司的总经理，而他以前的同行都称他是"笑口常开的叼着大烟袋的灵异心理学家"。我问他是支持哪种说法，他回答说，对他而言，这只是一个纯粹的实验问题。他一直对研究光环感兴趣，因为在那时，这些现象还从没有被科学地研究过。

他说："一些自称灵异大师的人声称能够看到光环，而我想知道在严格可控的实验条件下他们还能不能做到。"

吉苏拉森一直对超自然现象着迷不已，他的博士论文是关于因德里德·尹德利达松（Indridi Indridason），冰岛的第一个，也是最具影响力的灵媒。在他后来合著的一本书中，他详细介绍了对尹德利达松的各种灵异现象的调查，其中包括让自己的手臂消失，在召灵会上浮在空中并引发各种声音，等等。[①]因为尹德利达松的影响力太大了，几个著名的科学家，包括曾任冰岛大学两届校长和议会议员的医学教授古德蒙德·汉内森（Gudmundur Hannesson），都对他进行了近距离研究。汉内森的记录非常详细。

在召灵过程中物体会在房间内飞来飞去，汉内森会试图防止任何能想到的作弊手段。他有时会把房间罩起来，有时会抓住尹德利达松的手脚，他也会检查是不是用了镜子或者找到帮手之类的可能。当研究结束时，汉内森总结道，几乎每次他都会注意到某些看似可疑的现象，下一次他就会特别小心。"但是，"他说，"尽管如此'小心谨慎'，我从没能找到任何确定的欺诈行为。相反，据我所知，大部分现象看来都很真实，无论其背后的成因是什么。"

差不多一个世纪之后，吉苏拉森和他的同事奥斯吉尔·贡纳松（Asgeir Gunnarsson）设计了一个空房间，里面并排竖立着四块木屏风。贡纳松用掷骰子来决定自己躲在哪个屏风后，然后由吉苏拉森将 10 名参与者一个接一个地带进房间。站在门口的时候每位参与者需要指出贡纳松藏在哪个屏风后面。研究人员认为，如果贡纳松真的有光环能从屏风后面发光的话，那么参与者应该能据此判断他站在哪儿。每个参与者一遍又一遍地重复实验。之后他们还邀请了 9 个认为自己没有超能力的人来参加同样的测试。

他们尽量减少任何能暴露贡纳松位置的信息：墙壁上贴着不透明的墙纸以防反射泄露答案；参与者被要求带上消声器且每次测试之间都要听音乐以防他们听到研究人员的脚步。贡纳松甚至会在实验开始之前洗个澡，以防止残留的体味暴露他的位置。

结果非常明确：没有哪个组能以优于随机水平的概率猜出贡纳松站在哪个屏风后——尤其具有讽刺意味的是，实际上对照组比声称能看到光环的小组还稍好一点。[②]

吉苏拉森并不是用科学手段来验证灵异活动的唯一一个人。1964 年，有一位著名的魔术师和逃脱艺术家，叫詹姆斯·兰迪

（James Randi），他最为人所知的就是对灵异现象和伪科学孜孜不倦的调查。他当时自己出资 1000 美元，寻找能在受控条件下向他提供证据证明灵异现象存在的人。时至今日，他的奖金还没有被领取，而且由于各种捐赠，这个奖金已经增加到 100 万美元。尽管有数百人试过，但这些试图赢取奖金的尝试都以失败告终。最引人注目的是，美国 ABC 频道的黄金档节目《午夜新闻》（*Nightline*）的现场实验，一位通灵者、一位手相算命先生和一位塔罗牌占卜师接受了这个挑战，但都失败了。

"我相信要思想开放，"节目播出后，兰迪说，"但还没有开放到不用大脑的程度。"

*

"这就是，"鲁本说，"为什么我不跟别人说自己能看到光环的原因。"

我们来到毕尔巴鄂老城区的一个小广场上，找了一顶浅色的太阳伞，坐在下面。我挥挥手招呼服务生。鲁本从椅子上向前挪了挪。

"首先，"他非常认真地说，"我不想别人认为我看到的是传统意义上的光环，像是能算命或者读手相之类的。"

我点点头。

"实际上，当我见到一个人时，我就能看到他的颜色。每个人都有一种鲜明的色彩，而且会随着时间的推移、我对这个人的认知和他的主要特征而发生变化。"

"主要特征是指？"

"比如他们的名字，说话的声音，衣着打扮，以及我对他们的态度。"

"你能亲眼看到你面前的颜色吗？"

"这是最难解释的一部分。这并不是一种幻觉，或者一种视觉的呈现，但同时我确实能意识到它就在那儿。我做不到假装没看见。"

鲁本并没有什么灵异天赋。他只是联觉症的一种罕见形式，在第 1 章中我们遇到过这种情况，联觉症导致了不同感官的融合。

数百年来，我们一致的常识是各个感官系统在大脑中有他们各自的传输路径，而不会直接相互交谈。我们能够看到，是因为电脉冲从眼睛通过视神经传递到视觉皮层。我们能够听到，是因为空气触发了耳朵中的电信号传递到听觉皮层再被感知为声音。1812 年，这个常识受到了乔治·托比亚斯·路德维希·萨克斯（Georg Tobias Ludwig Sachs）的质疑。乔治出生于奥地利拉布河畔的一个山村——圣拉普雷希特（St Ruprecht an der Raab），在他的一篇论文中，乔治描述了自己的白化病——是一种由于缺乏黑色素而导致头发和皮肤变苍白的症状。他的论文还提到了另一种现象，即当他听音乐时，或想到数字、日期、城市或字母时，就会看到颜色。他描述道，这些思维"向大脑毛遂自荐，如同黑暗空间中出现的一系列可见物，没有形状，却有着明显不同的颜色"。[3]

直到 19 世纪 80 年代，弗朗西斯·高尔顿爵士（Sir Francis Galton），来自英格兰伯明翰的博学家，才正式将萨克斯的症状命名为联觉症。这个词是从希腊语"相联的知觉"得来的。你可能还记得，一个联觉者会体验到数字 5 是粉红色的，或者听到号角的声音时品尝到草莓的味道。音乐可能被感知为某种特定的形状；一年中的月份可能像是空中的一条丝带。我最喜欢的联觉描述来自俄罗斯作家弗拉基米尔·纳博科夫（Vladimir Nabokov）。"英文字母的长音 a，在我看来像是干枯树木的色调，而法语中的 a 却是抛光的乌木色，"他在自传中描述道，"最让我困惑的是法语 on 的音，我就像是看到一小杯满到要溢出来的酒。属于棕色调的字母组里，还有饱满柔和的橡胶色调的 g，较淡的 j，和亚光色的 h。"④

联觉症可以说是一种完全无害的症状，发生率约为人口的4%。很多人从未意识到自己患有联觉症。毋庸置疑的是，这些奇特的感知曾被视为巫术。即使在 20 世纪，联觉者通常被诊断为精神分裂症，或被认为是瘾君子。值得庆幸的是，在过去的几十年里人们的观点发生了根本性的转变。科学家不再怀疑它的真实性，而是研究它为什么会发生，以及它是否对我们有什么好处。

尽管引起联觉的机制尚未得到一致结论，但日益复杂的成像技术让我们能够比较联觉者和非联觉者的大脑结构，以及神经信号活动模式的差异。

乍一看，联觉者的大脑跟其他人非常相似，都是有着许许多多的神经细胞，但经过仔细研究，可能就会发现微妙的差异。正如我们早先发现的，婴儿大脑中的神经细胞形成了数百万个连接，而在成年后就没有那么多了。随着我们成长、学习和体验这个世界，大量的连接被修剪。一些小范围的研究表明，联觉者人群可能由于遗传变异，使得这种修剪在某些脑区没有发生。这样一来，联觉者就留下了一些通常不存在的感官区域之间的交流通路。

虽然这些生理的结构变化和不同脑区的同步激活可以增加人

们联觉的倾向，但它并没有完全解释其背后的机制。比如，这解释不了为什么在服用致幻药后也能暂时地诱发联觉，也不能解释为什么在少数病例中服用抗抑郁药的人们会失去联觉功能。

事实上，似乎任何人都能成为联觉者。2014年，英国萨塞克斯大学的丹尼尔·博尔（Daniel Bor）和他的同事在短短一个多月的时间里成功地将33名成年人变成了暂时性的联觉者。[⑤]这些志愿者参加了一周5天，每天半小时的培训课程，来学习13个字母和颜色的关联。到了第5周，许多志愿者汇报说，他们在阅读正常的黑色文字时也会看到彩色字母。一位参与者说："当我在校园看到一个标志时，我看到所有的字母E都是绿色的。"

如果你想亲自实验一下，你可以下载几本某些字母总是以特定颜色显示的电子书。不久你就会看到这些字母在其他地方也会以彩色显示。不过如果你不经常练习，效果似乎不会持续很久。培训结束3个月后，志愿者的联觉就消失了。

通过这些方式能产生和消除联觉无疑是对修剪理论的一个挑战：新的连接不太可能突然出现，又在如此短的时间内消失。来自加利福尼亚大学圣地亚哥分校的印度裔神经科学家维莱亚努尔·拉马钱德兰（Vilayanur Ramachandran）提出了另外一种理论：他和他的同事们认为，实际上每个人不同感官系统之间都相互联系，只是在联觉者中这些连接被增强了。

我们知道大脑有几个区域互相抑制，这样一来相邻的脑区就不会相互干扰了。一些证据表明，通过阻断那些负责在突触间传递电信号的化学递质，或者完全阻止它们的产生，所造成的化学递质失衡就能降低这种抑制作用。这样虽然不会在大脑中产生任何新的连接，但会让被抑制的连接重新被激活，就造成了平时互不干涉的脑区开始互通有无。

如果这个理论是正确的，可以想见我们每个人都多多少少有一些联觉。事实上，当我们进一步验证时确实如此。试想你面前有一个圆形的云状物和一块锯齿状的碎玻璃样的东西。你会把哪个命名为 Bouba，哪个命名为 Kik 呢？大多数人都会管圆形的叫 Bouba，锯齿状的叫 Kiki。不管是不是讲英语的人都会这样。这个由拉马钱德兰（Ramachandran）设计的趣味实验表明，虽然我们在听音乐或看数字时不觉得有颜色，当我们接到指示进行选择时通常对某些感官关联有特定的倾向：比如关联高音与亮色，低音与深色。这些实验表明，我们所有的感官系统之间都存在着某些内源的非随机性的关联，而联觉者与其他人的大脑也并非存在着天壤之别，也许只是常人拥有的不同程度的现象，在他们之中比较极端而已。⑥

目前我们还不清楚有多少种联觉，但各种新的类型还在不断地被发现和报道出来。2016 年，苏塞克斯大学的杰米·沃德（Jamie Ward）发现，那些能够流利使用手语的联觉者在看到文字时，不论是书面形式还是手语的文字都具有相同的颜色。⑦还有更加特别的联觉者：比如，纸带打点型联觉者，人们说话时他们能看到从嘴里流出的文字⑧；或高潮色彩联觉者，他们在性爱高潮时会感受到鲜艳的色彩。⑨

鲁本的情况是联觉中最为罕见的一种，因为他拥有各种感官的交叉。不管当他看到或听到字母、数字、名字、音乐、形状或高度，他都能看到颜色，甚至当他考虑一些问题，以及感受到强烈的情感时，也会如此。这种情感色彩的联觉最终导致了一种非常有意思的感知：在他看来，周围的人会产生色彩缤纷的光环。有时他看到一个人的颜色是非常随机的，有时这些颜色与他对人们的情绪有关。

"那么每个人都有相应的颜色吗？"我随便指向一个路过我们桌子的女人问鲁本，"比如她是什么颜色的？"

"不，并不是每个人都有。"鲁本看了她一眼答道，"我看到的一个人的颜色主要取决于他名字的发音，他们的穿着，我对他们的感受，或者他们对我的吸引力。"

鲁本经常看到的颜色有蓝色、灰色、红色、黄色和橙色。

"比如，我要是觉得一个人很性感，他就会变红，"他说，"他们的声音不重要，主要是外表，因为这是我对人的第一印象。不过不仅是人，还有音乐、绘画和建筑，凡是我喜欢的东西都会带点红色。"

而那些看起来脏兮兮或者病态的人，在鲁本看来通常有着绿色的光环，而乐观向上和开心的人则是紫色的。

"一般如果我不喜欢某些人，他们就会变成黄色的。黄色让我想到刺激的酸味，也是那些没礼貌、粗鲁或者很傲慢的人的颜色。所以如果一个人有这样的举动，他就会变成黄色的。"

鲁本并不能对每个人的色彩都做出解释。他有一个兄弟是淡橙色，而另一个则是灰色的，母亲是蓝灰色的，他完全不知道其中的原因。同样的，他的父亲是棕色的，棕色一般是老年人和鲁本不感兴趣的人带有的色彩，但父亲不属于其中任何一种。

"可能对他们来说，颜色与情绪无关，而是由他们的身份和说话的音色决定的。"

"有时人的颜色也会发生变化，"他边说边啜饮着他的咖啡，"我和前男友几年前分手了，但我记得我们第一次见面时，他是鲜红的。而他又有非常美妙的声音和蓝绿色的的眼睛——而且因为声音的颜色和眼睛的颜色也非常显著，于是所有颜色都混合起来变成了他的色彩，是一种浅灰色。这种颜色是独一无二的。"

在动物界，颜色和情感之间有着显著的相关性。例如，雌性动物通常使用红色来表示体内生育相关的荷尔蒙变化。某些雄性灵长类动物在侵略行为或优势行为中会显示红色，这是由于血液中睾酮激增造成的。由于睾酮会抑制免疫系统，所以这种激增的红色可以向雌性表明，雄性一定是身体非常健康才能应对这种暂时的抑制。

而大量的研究表明人们也会受到颜色的影响。比如，纽约罗切斯特大学的心理学家丹妮拉·凯瑟（Daniela Kayser）在2010年进行了一个简单却出人意料的社会实验。凯瑟试图研究红色服装是否会让女性看起来更具有吸引力，于是她和同事让几位男士和穿红色或绿色衬衫的女性交谈。相比于穿着绿色衬衫，当女性穿红色衬衫时，和她说话的男士会倾向于问她更多亲密的私人性质的话题。而在另一项实验中，当女性穿着红色而非其他颜色的同款衬衫时，男人会坐得离她更近，也认为她更具吸引力。[⑩]

主流观点认为红色与女性的魅力、激情和生育能力有关，而这个实验的结果也与之相符。接下来男士请注意：通过一系列七个实验，凯瑟的同事安德鲁·艾略特（Andrew Elliot）证明，当男性穿着红色服装时，女性也会认为他们更迷人，更具吸引力，也更有可能喜欢上他。

颜色也会影响人们的其他行为。人类在攻击性和优势行为中，由于血流增加也会脸红——这也许就是我们说一个人被激怒时"急红脸"的原因。达勒姆大学和普利茅斯大学的进化人类学家们试图用我们对红色的先天反应来解释为什么红色衬衫会影响体育赛事的结果。他们研究了英格兰足球联赛在过去55年里的成绩，发现那些主队球衣为红色的球队胜率比蓝色或白色球衣的球队高出2%，比那些黄色或橙色着装的球队高出3%。[11]

事实上，在许多运动中，穿红色都与高胜率有相关性。参与了足球研究的罗伯特·巴顿（Robert Barton）又分析了2004年奥运会的四项竞技赛事结果。虽然运动员是被随机分配穿着红色或蓝色服装参赛，但穿红色的运动员赢得了55%的比赛。[12]

巴顿说，我们还没有完全了解其中的原因——红色服装到底影响了着装者、对手，还是裁判。他说："一些证据表明，穿红色可以增强信心和促进激素水平。"还有证据表明红色会影响裁判的判断，而人们将这个颜色与强势、侵略和愤怒联系在一起，所以可能也会对对手的表现有微妙的影响。

"这个现象很有意思：在不同的文化体系中，都对红色有着相似的解读，"巴顿说，"这表明存在一些普世原理：也许这是进化过程中的一种遗留属性，又或者是别的什么原因让红色变得非常显著。"

尽管我们还不清楚原因，但色彩确实能在无意中影响所有人。如果拉马钱德兰的理论是正确的，我们的各种感官系统之间都存在着某种内源的非随机关联，那么从生物解剖学上我们就能把情感和色彩联系起来。只是大多数情况下，我们会或多或少地抑制这些关联。也许这就是红色能够微妙而显著地影响我们的行为的原因。即使不是，至少你知道了第一次约会时应该穿什么颜色的衣服。⑬

*

旁边的一个手风琴演奏者开始慢慢向我们的桌子靠近，于是我们决定起身离开。在我付咖啡钱的时候，鲁本又回忆起他的过去，现在看来，小时候发生的那些事似乎与联觉有关。

"我总是很讨厌我的双手，"他说着把手举到我眼前，"好像一双巨婴的手。"

我忍住没笑出来。确实，它们非常像巨婴的双手——肥硕粗短的手指和柔软的圆形手掌。

"最奇怪的是，因为我用右手画画而且画得很好，我慢慢喜欢上了我的右手，不过还是很讨厌自己的左手。不论什么时候我想起自己的手，都会看到右手像是蛮王柯南里面的主角肌肉男，而左手是个邪恶的小角色。我觉得这肯定跟我的大脑构造有关，让我有着强烈的关于情绪的视觉观感。"

而在鲁本长大的过程中也有过一些怪现象。有段时间当他看到某些特定的人和动物，比如他的老师、朋友甚至他的狗，他就会看到一个女人在跳舞，完全不受控制。

最初那些奇怪的视觉观感还是闪现的舞女和手影，当鲁本十几岁的时候，这些异象最终变为了光环。

他说："我的大脑里一直有些奇怪的东西。"

我们漫步穿过迷宫般的小巷，来到远离喧嚣的老城准备找地

不可思议的大脑

方吃午饭，而我很好奇鲁本看到的色彩能不能让他更好地感知自己的情绪。

"有没有过当你看到一个人，发现他有红色的光环，就想'天啊，我一定是爱上他了'？"我问道。

鲁本笑了。

"不，不会发生这样的事。颜色永远是情绪的产物。整个过程的顺序是先出现一个人，我对他产生情感，然后才是颜色，所以我已经知道我的感受是什么了。"他停顿了一下。

"不过，有时候会先是颜色，然后是情感和人。"

他在人群中看了一会儿，然后指向其中一位路过的游客。

"因为情绪和颜色是相关的，有时候他们能相互影响。所以有时候我看到一个人穿着鲜红色的裤子，由于我把红色与爱情或吸引力联系起来，我就容易被那个人吸引或觉得他人很好。虽然我知道这很傻而且非常不理性，但就是会有这种想法，而且无法忽视。我得告诉自己：不能因为他穿着红色就觉得他是好人。"

"所以你可能讨厌某人仅仅因为他穿了与粗鲁相关的颜色？"我边说边看了一眼我的蓝色连衣裙，努力回想鲁本把哪种情感和这个颜色关联起来了。

"正是如此，"他说，"如果有人穿的衣服非常黄，或者由于某人说话的声音让我看到绿色光环，我就有可能认为那个人不太好，因为绿色会影响我的想法。"

"那岂不是很烦人？"

"确实可能会比较麻烦，不过重点是我能够意识到这是不合理的。我知道这些情绪很愚蠢，我只需要战胜它们，因为这些都不是真的。"

"你觉得自己从小就是这样吗?"

鲁本停下来想了一会儿。"我一直知道自己能看到每个人都有颜色,但在了解其他人的状况之前,并没有意识到这有什么特别的。"

事实上,直到 2005 年鲁本才开始意识到他有联觉。他和一位格拉纳达大学心理系的朋友出去玩时,她告诉他自己参与了一个研究联觉的课题。鲁本从没听说过这个词,所以她向他解释了这个现象。

像之前的人一样,鲁本不明白这有什么值得研究的。

"我当时就说,哈哈,那有什么?"鲁本说,"这太平常了!"

他的朋友非常惊讶,就告诉他可能他就是一个联觉者。

"然后她一下就脸色苍白,"鲁本说,"因为她想起来我其实是色盲。"

*

为了看到绚丽多彩的世界,我们的视网膜中有特别的感光细胞,它们吸收光能并将其转换成电信号。我们有两种感光细胞,视杆细胞和视锥细胞。视杆细胞会让我们在昏暗的光线下看到东西,但没有色彩识别功能。与此对应的视锥细胞则对色彩十分敏感,特定的视锥细胞分别对红、绿、蓝三种颜色中的其中一种有着强烈的反应。当光波到达我们的视锥细胞时,它们对自己专门的颜色反应最强,对波长相似的相近颜色反应要小一些。举例来说,喜欢红光的视锥细胞也会对橙色有反应,对黄色的反应很弱,而对绿色和蓝色完全没有反应。这三种不同类型的视锥细胞的活动被集中发送到视觉皮层的一个被称为 V4 的区域，负责感知构成我们看到的多彩世界里不同的色调。

但对于像鲁本一样的色盲患者，一些感光细胞出现了缺陷，导致某种颜色的整个频谱都不能被辨认。鲁本患有的是一种常见的红绿色盲，很难区分出具有红色或绿色的那些颜色。他说："我能分辨出生菜的绿色和口红色的区别，但两者中间的那些颜色，比如紫色、蓝色，还有橙色就混为一谈了。"

由于色盲，鲁本对看到的颜色有些顾虑，现在想来这也是为什么他从不让自己太过关注人们、文字或是建筑的颜色。

"你为什么会觉得这是个困扰呢？"我问道。

"你记得小时候在幼儿园时用蜡笔画画吗？"

我点点头。

"嗯，我当时画了一幅肖像画，然后向其他人要粉色的蜡笔。别的小孩就故意给我其他颜色好让我涂个蓝色的脸。他们这样做好像在开玩笑，但我却很不高兴。对 3 岁的小孩来说，唯一的任务就是学习色彩，但我却做不到。这让我心里很难受，你能理解吗？"

鲁本记得有一次他画了一匹马。他说，自己画得相当不错，但老师走过来看的时候非常非常震惊，然后问他为什么这是一匹绿色的马。

"我当时觉得太窘迫了，"鲁本说，"我只好说，因为我觉得这样更好看。"

那位不知道鲁本是色盲的老师，想起了一位名叫弗朗茨·马克（Franz Marc）的版画家画的一幅著名的画，以红色山坡为背景的蓝色马匹。马克会用色彩来表现一些强烈的情感寓意和宗旨。鲁本的老师以为她发现了这个小男孩有些不同寻常的潜质。他的艺术作品给她留下的印象如此之深，她请了鲁本的父母来学校讨论他的前景。

"她跟我父母说我画了这些美妙的彩色画作。她认为我是个天才，"鲁本说，"而我的妈妈就说，'呃……不是的，他真的不是'！"

但鲁本的老师是对的——鲁本身上确实有过人之处。

鲁本的朋友从震惊中恢复之后，她把鲁本带到格拉纳达大学去见她的导师艾米里奥·戈麦斯（Emilio Gómez），一位认知心理学家。

"我们第一次见面时他非常激动，"鲁本说，"我猜没人会想到还存在色盲联觉者。"

戈麦斯之所以见到鲁本那么激动是有原因的。他相信自己能提供一个崭新的思考角度，来回答我去莎朗家的回程航班上思考过的那个问题：我们每个人的世界看起来一样吗？

科学家将这个概念称为感受质（qualia）。要想理解它的含义，你可以想象一下，如果我是一个访问地球的外星人，当我问你在看一个红苹果时你都看到了什么，你也许会告诉我看到苹果时所有发生在你身上的生理机制，也可能解释一下光波是如何射向眼球从而向处理颜色的脑区发出信号的。你还可以告诉我其他还有什么东西是红色的，或者它给你带来什么感受。但你的这些描述却缺少了一点东西，那是无法用言语表达的，即你对红色的真实感知。从根本上，我们是无法将自己的世界观传递给他人的。

不过，我们至少开始意识到，人们并不是总以同样的方式看待事物的。2015 年 2 月发生的一件事让这个事实再清楚不过了，当时世界偶然发现了一件蓝黑色的连衣裙，或者，你像我一样认为它是白金色的。如果你没听过这个年度最具争议事件，它的起因就是一张蓝黑条纹包身连衣裙照片。如果你没见过照片，我强烈建议你马上搜索一下。21 岁的凯特琳·麦克尼尔（Caitlin McNeill）来自苏格兰，在努力成为一名成功歌手。当时她上传这张照片是因为有朋友坚持说照片上是一条白金色的连衣裙。社交媒体被挤爆了，蓝黑阵营的人们无法理解为什么有这么多朋友看到了白金色。女演员艾伦·德杰内雷斯（Ellen DeGeneres）在推特上写道："从这一天起，世界上将分为两种人，看到蓝黑色的人和看到白金色的人。"

科学家们急忙跳出来做出解释。[14]他们说当光线射到一个物体上时，有些被吸收，有些被反射。反射光的波长决定了我们看到的颜色。光波照射到眼睛末端的视网膜并激活我们的视锥细胞。所有视锥细胞的活动被发送到大脑中的视觉皮层，在那里处理视觉信息的各种内容，比如位置的移动和物体识别，然后还有对颜色的感知。说到这里，一切正常。但那些光波的来源实际上是你周围所有有颜色的光产生的集合，然后再从你正在观察的物体上反射出来的。照亮我们世界的光线在一天之内会有变化，从黎明的粉红色光到你办公室的中明亮的白炽灯光，以及这之间的一切。也许你没有意识到，但你的大脑会考虑到是什么样的光线投射到你看到的物体上并进行调整补偿。这种机制可以让你不论走过树荫，还是进出一间明亮的房间时，都能保持看到的世界的色彩是一致的。

科学家们一致认为，这件连衣裙一定是刚好落到了感知态的临界点上。换句话说，我们不能从图片上感知照片是在哪种光线下拍摄的。这意味着一些人的大脑把背景当作偏蓝的光线进行了调整并最终看到白金色的衣服，而另一些人——跟实际情况一样，正确地——忽视了金色光的效果，最终看到蓝黑色。

看着这件连衣裙，我很难做到波澜不惊，因为这件事解释了关于我们习以为常的感受质的一个问题：我看到的颜色并不总是你看到的颜色。

而对戈麦斯来说，鲁本的色盲和联觉则为我们提供了一种完美的方式，让我们能以一种独特的视角切入这个难以言喻的问题。

但首先他要验证鲁本的陈述属实。当天鲁本看了数百张照片并把它们的光晕色彩在一张颜色图表上一一指出。那是2010年，戈麦斯让鲁本完成这项任务用以记录他看到面孔、动物、字母和数字等图像时产生的色彩。由于图像太多了，鲁本不可能凭记忆记住每一个选择。

一个月后，戈麦斯出其不意地让鲁本再重复这项测试，他的答案跟第一次几乎100%的吻合。

戈麦斯的团队对测试结果表示满意，他们接着为鲁本私人定制了一个斯特鲁普测试（Stroop test）。该测试的原始版本会让被测试者说出一个单词的颜色，而不是那个单词拼写表述的颜色。比如，如果红色这个单词是用蓝墨水写的，被测试者就应该说蓝色。当单词和墨水的颜色匹配时，人们更容易完成这个任务。由于我们阅读单词的速度比识别单词的颜色更快，所以当两者不一致时，大脑就会受到干扰，也就意味着我们需要更长的时间才能得出正确的结论。

戈麦斯的团队对这个测试进行了一系列的调整用以评估鲁本的情况。其中一种是要求鲁本说出一个数字是奇数还是偶数，而这些数字的颜色不同，可能和鲁本看到数字时感知的光环颜色一致或者不一致。

当数字的颜色与产生的光环颜色相匹配时，鲁本的反应时间更快。这里我们不是在讨论几秒钟的区别，而是每次只有几分之一秒的差别——而这是不可能一直装出来的。而对于看不到光环的人来说，数字的颜色是任意的，因此总的来说他们的反应时间相似。

戈麦斯确信鲁本所说属实之后，就开始设计实验来测试鲁本的光环是否会影响到他的行为。为了客观地做到这一点，他采用了一种鲁本无法控制的行为来测试：他的心率。

戈麦斯的研究表明，当鲁本看到的画面内容与产生的光环不一致时，他的心跳会略微加快——比如一个有魅力的男人着装是绿色。由于吸引力产生的情绪和绿衣服产生的情绪相抵触，这就是鲁本描述为"情绪不一致"的情况。

相比之下，没有情绪色彩联觉的人接受了相同的测试，他们的心率并没有波动。[15]

"我们基本可以认为，"戈麦斯说，"鲁本身体的反应，是由于他独特的感受质——对颜色的诠释——所产生的结果。"

虽然这个实验不能直接告诉我们鲁本到底看到了什么，但确实回答了我之前的问题：我们每个人眼中的世界是否相同。答案是否定的。

　　鲁本和我讨论这个复杂的概念时，他的一句话让我几乎当场呆立在马路中间。他说尽管自己无法区分现实世界中的各种绿色色调，但他看到的绿色光环是有很多色调的。"我脑海中只有一种红色，就是我在现实生活中看到的那种，但我脑海中有很多绿色——不止一种。"

　　我对他说的这句话感到无比震惊。这就是说，鲁本可以在他的头脑中看到现实生活中不存在的色彩。他将这个类比为梦中人："即使看不到他的脸，看不清他的长相，你却知道那是谁。"

　　他的光环还有其他现实不具备的特性。他说这些颜色是有纹理的，半透明的，"有的还会金光闪闪"。

　　事实上，除了鲁本之外，我们还知道一个人也拥有这种非同寻常、十分罕见的联觉和色盲的组合。他是拉马钱德兰的学生，叫斯派克·贾汉（Spike Jahan）。贾汉在听了一个联觉的讲座之后就找到拉马钱德兰。他告诉拉马钱德兰自己是色盲，并且难以区分红色和绿色，棕色和橙色。他也有数字和颜色的联觉。不过，贾汉在脑海中看到的颜色带是他在现实中从未见过的颜色。他称那些为"火星色"。

　　我请拉马钱德兰对这种奇特的现象做出解释。他说贾汉的视锥细胞有一些缺陷，导致他无法在现实生活中看到某些色彩。而这些缺陷存在于贾汉的眼睛而非大脑里，处理色彩的脑区是完全正常的。不知何故，当贾汉看到一个数字时，大脑会对数字形态信息进行常规处理，但也会串线激活视皮层中负责色彩的区域，从而触发了他在现实世界中无法看到的色彩感。[16]

虽然拉马钱德兰没有研究过鲁本，但他猜测鲁本的大脑中也发生了类似的事件。也许鲁本处理情绪的脑区会激活视皮层区，使得他能够感知到在现实中无法感知的各种绿色色调。

虽然这些只是个例研究，但他们展现了感受质的另一个神秘特性。贾汉和鲁本的"火星色"告诉我们，你所谓的红色并不是纯粹由光波或你眼中的感光细胞所决定的，而是一种先天的概念，是由于大脑负责色彩的区域被激活而产生的。这说明色彩的感受不一定只能通过视觉刺激，也可以是作为图形、声音或情感的一种特质被激活。拉马钱德兰说，也许在不久的将来，我们可以直接激活这些负责色彩的区域来研究它们能引发怎样的奇特体验——当我们感受到红色时，是听到红色的声音还是尝到红色的味道，或者只是一种与特定物体无关的一片红？他说，也许那时我们能够确切地得到"红色"的定义。

*

心里想着这些事，不知不觉中鲁本和我找了一家有露天座位的餐厅坐下来，这其实是个游客餐馆，卖的海鲜饭又贵又难吃。当我们摆弄着盘子里的食物时，我问鲁本，他的光环对他每天的生活有什么影响。

他说自己很好奇他的大脑中到底发生了什么，也乐于参加实验，但一般来说他会试图忽略这些想法。

"通常我不会天天都去注意这件事。"鲁本皱起了眉头，吸了一口电子烟，"我觉得，如果真的总是停下生活的脚步来思考这个问题，未免太傻了。"

我说，如果换作是我，也许我会考虑用我的光环让自己感觉更好。"比如经常穿红色的衣服，让你觉得自己有吸引力?"

他摇摇头:"也许因为情绪的原因我会想要穿某种颜色的衣服。我虽然可以这么做但觉得很蠢，因为这是一种其他人不能理解的语言。"

我给鲁本讲述了丹妮拉·凯瑟的男女穿红衬衫的实验，告诉他事实上我们在某种程度上也会使用他的语言。"这听起来真有趣，"他说，"知道自己没有那么诡异，我放心多了。"

他低头看着他的黑色上衣。

"事实上，我一件红色 T 恤也没有。我一般都穿黑色和白色的衣服。我以前也没有多想，不过我经常穿这些颜色可能是因为我对黑色或白色没有过多的情绪。"他微笑着抬起头来，"也可能是因为，对我这种大个头来说这么穿更讨人喜欢。"

当我付账单时，鲁本问了我一个问题:"你想知道我看到自己时的颜色吗?"

"当然!"我从没想过他的光环竟然会包括对自己的认知。

他看起来有些害羞。"红色，"他说，"我知道这听起来像是我非常自恋或者说非常弗洛伊德。不过我倾向于认为是因为我喜欢自己，对自己很满意。"

*

鲁本好心地开车送我去机场。我们朝他的汽车走过去，对着周围的景色，深蓝色的内维翁河和背后深绿色的山脉，我不禁沉思起来。如果色彩是一种先天的可以被任何一种感官触发的体验，而我们在某种程度上都是联觉者，那么就算我们没有鲁本那样不同寻常的感官特质，我们体验到的世界也会略有不同。也许对于感受质，我们唯一可以确定的是，你的红色永远不会与我的红色完全相同。这不禁让我感到兴奋。想到我的世界是独一无二的，我觉得非常有趣。这个世界的一些东西是属于我的，仅属于我的。

鲁本和我过了桥顺着一条沿河小径漫步，这时我不禁想到了一个我一直想问的问题。

"鲁本？"

"怎么？"

"我有光环吗？"

问这个问题感觉真的很别扭，我知道他感受到的色彩并不是只依赖于他的情绪，但我还是希望自己不是绿色的。

他停下来歪着头看了我一会儿。"有的，你的是一种橙色。"

"嗯……"

"我猜你在我眼中的颜色是因为你说话独特的嗓音。而且如果我在脑海中想到你，你先是半透明的，因为那是你名字打头音节的颜色，然后变成了这种橙色。所以你对我来说就是半透明的浅橙色。"

这时，一个只穿着蓝色小短裤的慢跑者经过，打断了鲁本的话。

鲁本久久地凝视着那个汗流浃背的瘦长的背影。他用余光看了我一眼，摇头而笑。

"反正你绝对不是红色的。"

第 4 章

汤米：洗心革面

04

2000 年，有个叫卢克的学校教师惹上了大麻烦。他突然对儿童色情刊物产生了极大的兴趣。他开始从互联网上收集一系列关于儿童和青少年的色情杂志和图片，还会从按摩院里招妓。他用尽各种招式来试图掩盖这些行为——他清楚这是完全不被认同的，但事后他说那时的"快乐本能"压制了他所有的自制力。最终，当他开始向自己的继女做出一些暧昧的性暗示和举动之后，继女马上告诉了自己的妈妈——他的妻子。就这样卢克的恋童癖才终于被发现，并因猥亵儿童罪被捕。

法官告诉卢克，他要么选择参加一个十二期的性成瘾戒断项目，要么选择坐牢。卢克选择了戒断项目，但由于其间他多次向护理人员要求性行为最终被开除。就在卢克即将被判刑的前夜，他自己去了弗吉尼亚大学医院。他说自己头疼得厉害，而且担心自己会强奸他的女房东。医生们对他的大脑进行了扫描，结果简直是个重磅炸弹：在卢克右侧眼窝前额皮质，也就是大脑最靠前的位置，他们发现了一个鸡蛋大小的肿瘤。虽然这个区域的功能个体差异很大，但越来越多的证据表明，它很可能参与到预测行为的奖惩，从而为我们提供驱动力、意志力和判断力。

外科医生切除了肿瘤，就这么简单，卢克的恋童癖就消失了。七个月后，他被确认不会对公众构成威胁，准许回到家中与家人一起生活。几年后，卢克的恋童癖冲动再次出现——这次他直接去了医院。扫描显示他的肿瘤在同一个地方又重新生长了出来。随着肿瘤的移除，他的性格再次恢复正常。[①]

像卢克这种能展现出人格脆弱本质的例子寥寥无几，但人格变化的例子并不罕见。超过 500 万美国人患有阿尔茨海默病，这种疾病会严重影响一个人的个性；在英国，每三分半钟就有一个人中风，这可能导致情绪、价值观和冲动行为的暂时或永久性变化。我们倾向于认为我们的人格是坚定而强大的东西，但实际上它可以迅速抛弃我们。

在我开始写这本书的几年以前，我在网上认识了一个人，他就经历了两种完全不同的性格。这个男人叫汤米·麦克休（Tommy McHugh），在血管爆裂损伤大脑之后，他的行为、思想和意志力发生了巨大的变化。不过我只了解他的一面——中风后的那个人。于是我决定去拜访他的女儿，想更多地了解我们的性格到底来自哪里，以及一生中拥有两种性格是什么感觉。

*

汤米的故事可以从一个土豆讲起。起初，只是几株植物上出现了一些灰绿色的斑点，接着这些斑点越来越大，颜色越变越深，长得又粗又硬。很快这种真菌就蔓延到附近的农作物上，最终肆虐整个田地。这场被后人称为"马铃薯饥荒"的事件在爱尔兰引发了大规模的饥饿和疾病，造成了100多万人的死亡。

与此同时，还有100多万人远走他乡。1845年至1852年间，数千个家庭在爱尔兰海对面的利物浦定居，但他们并没有受到当地人的欢迎。对爱尔兰人的公开谴责始于本杰明·迪斯雷利（Benjamin Disraeli），他在饥荒发生之后的几年成为当时的英国首相。当时他称爱尔兰移民是"和英国人没有任何相似之处的""野蛮、鲁莽、懒惰、摇摆不定和迷信的种族"。他说，他们所谓的快乐就是"在打群架和肤浅的偶像崇拜之间变来变去"。由于这种偏见，许多爱尔兰移民每天都面临迫害、歧视和人身攻击。

虽然汤米·麦克休是在饥荒发生 100 年后出生的，但在利物浦，这种歧视仍然普遍存在。浓重的利物浦口音并不能掩盖汤米来自一个贫穷的爱尔兰家庭的事实。他很快就学会了如何保护自己，避免在学校里受到同学的精神上和身体上的种种虐待。他的 12 个兄弟姐妹也是如此。

当我们第一次通电话时，汤米说："我们从不放过任何挑衅者，我很小就学会了用拳头说话。"

他还学会了隐藏自己的情绪，这是从他父亲身上学到的一个教训。汤米称他的父亲是个小商贩，但更是一个酗酒者，"他从没有带着应有的收入回到家中"。

所以，汤米几次险些误入歧途。

"生活真的很不容易。我之前非常顽劣，几次辍学。毒品，偷窃，打架，我都干过。"

"爸爸曾给我们讲他是如何偷走人们的鞋子的，因为他连一双自己的鞋子都没有。"汤米的女儿希罗告诉我。

我在她位于伦敦郊外白金汉郡的家中。此时正值午餐时间，整个郡县的天空在乌云的笼罩下暗了下来。我们坐在厨房的桌子旁，在对面的客厅里，希罗的小儿子伊萨克正搭建一架大型的火车轨道积木，电视上播放的动画片中迅速闪现着各种色彩，这是他今天的特殊待遇：作为他耐心等待我们谈话的奖励的一部分。

我向希罗询问了关于她父亲的故事：我想知道他是怎样的一个父亲，在她记忆中，父亲之前是怎样的一个人。

"爸爸年轻的时候生活非常艰难，"她说，"为生计所迫，爸爸和另外几个人会去行窃。他的兄弟几乎个个都进过监狱，而且他从不表露自己的感情，从不。"

成年后的汤米成为一名建筑工人，娶了他的青梅竹马，并生下了希罗和她的兄弟斯科特。

虽然没有受过正规教育，汤米却很喜欢读书。在希罗很小的时候，他就给她讲过《指环王》。希罗在十几岁的时候又重读了《指环王》三部曲，她还记得当自己发现最喜欢的那些故事都不在书里时失落的感觉。

"我那时才意识到爸爸自己编了很多篇章，因为我当时会问'那比尔博这之后怎么样了？'或者'他遇到那个人时发生了什么？'"

"爸爸好的时候真的非常非常好，"希罗说，"他特别幽默滑稽，是那种让所有的朋友都羡慕的父亲。"

但有些时候，她称为"极度黑暗时代"，汤米会变得极端愤怒，非常蛮横，还经常会吸食海洛因等各种违禁品。

"你永远不知道哪个爸爸会出现。有时他喝醉之后会变得很暴力，妈妈就收拾行李把我们带走，他会威胁她说：'如果你们敢离开我，我一定会找到你们，烧掉你们的房子。'"

希罗的声音又柔和起来。

"但他之后总有办法让一切走上正轨，他会对你好，为你做很多事，跟你聊天，和你一起开怀大笑。然后这样的生活会持续一阵，一切都非常美好。然后黑暗时代又会降临。"

*

在现实生活中，人与人之间的性格差异虽然显而易见，却很难对它们进行客观的研究。许多科学家试图通过一些相对稳定的方面，比如性格特点、行为模式，或是思想情绪，来研究这个问题。一般来说，我们把这些极度多样化的人格特质分为五种，也就是常说的"五型人格测试"：开放性、责任感、外向性、亲和力和神经质。

开放性指的是具有普遍的好奇心，并愿意尝试新的体验，接受新的信息和想法。责任感是指能够管理自己的冲动，对生活做出规划并表现出自律。外向性倾向于参与不同的活动，健谈、自信，并乐于成为关注的焦点。如果你有高度的亲和力，你就更愿意与他人相处，并为此做出让步；你会表现得非常友善、慷慨、体贴。最后，神经质衡量你的焦虑程度，也表明你体验到负面情绪的一种倾向。人们认为，根据这些不同特质在个体中存在的比例就能预测他们的个性。

那么是什么原因导致我们展现出这些特征呢？个性是由我们的基因还是外界环境决定的呢？为了找到答案，我们将前往俄亥俄州，那里曾经住着两家非同一般的兄弟。

吉姆·刘易斯（Jim Lewis）和吉姆·斯普林格（Jim Springer）是同卵双胞胎，他们在出生几周后就被分开了，分别被两对夫妇收养，并重新起了名字，然后各自长大成人。当39年后他们重新团聚时，两人发现他们的共同点不只是名字。他们都患有紧张性头痛，喜欢咬指甲，在执法部门工作，喜欢做木工活，喜欢抽日本沙龙牌的香烟，开同一款汽车。他们去过佛罗里达的同一个海滩度假，都娶了名叫琳达的女人，而且离婚后又都再婚娶了名叫贝蒂的女人。这两个人都有儿子，名叫詹姆斯·艾伦·刘易斯和詹姆斯·艾伦·斯普林格。他们甚至都给自己家的狗起名叫托尼。

这真的只是巧合吗？加州州立大学富勒顿分校的行为遗传学

家和进化心理学家南希·西格尔（Nancy Segal）说，这绝不只是巧合。吉姆双胞胎的故事启发了一项革命性的实验研究，是1979年发起的被称为"明尼苏达州失散双胞胎"的研究。在20年的时间里，明尼苏达大学的研究人员追踪了出生后分开成长的双胞胎的生活。他们一共研究了137对双胞胎，其中81对是同卵双胞胎，也就是同一个受精卵分裂成了两个独立个体；还有56对异卵双胞胎，他们是由两个不同的受精卵分别发育而来的。

包括西格尔在内的一些研究人员对这些研究结果进行了分析，同时还分析了另外一些一起长大的双胞胎的数据。他们得出了一个惊人的结论：分开养育的同卵双胞胎的相似度和一起长大的相似度一样高。一些特征，包括领导能力、对权威的服从度、抗压能力和克服恐惧的能力、受到基因的影响程度超过50%。[②]

这些结果意味着，一个遗传基因容易害羞的孩子可能会因为他们的成长经历而变得不那么害羞或者特别害羞，但成年之后不大可能成为一个极度外向的人。

"这真是个令人意想不到的结论。"西格尔说，当我问她是否预测到这样一个戏剧性的结果时。"我们以为会发现分开成长的同卵双胞胎之间有更多的差异，但完全不是这样的。"

这项研究受到了不少质疑，其中一个饱受争议的问题是，双胞胎之所以具有相似的个性，是不是仅仅由于他们长相相似而使其他人容易对他们做出相似的反应。

2013年，西格尔想出了一种方法来检验这个理论。如果外表确实可以触发他人特定的反馈，那些长相相似但基因不同的人们，所谓的双胞陌生人（doppelgängers），其个性相似度应该与同卵双胞胎相似。

　　为了找出答案，西格尔从法裔加拿大摄影师弗朗西斯·布鲁尼里（François Brunelle）的一个项目中招募到 23 对双胞陌生人。弗朗西斯多年来一直在拍摄这些有着惊人相似面孔的黑白照片。每个参与者都被要求填写一份调查问卷，用以评估他们个性的五大特质，以及其他行为方式，比如自我评价等。结果如何呢？这些双胞陌生人并没有显著相似的人格特质，而且个性相似度显著低于真正的双胞胎，不论是同卵双胞胎还是异卵双胞胎，分别成长还是一同生活。[③]

　　那么遗传基因能够解释吉姆双胞胎的相似之处吗？"这并不意味着存在某种特定基因会让人们做出去同一个海滩度假的决定，"西格尔说，"但人们是如何选择去哪个海滩度假呢？可能是由于你不喜欢寒冷的气候，或者你很开朗，喜欢热闹拥挤的地方。这些很可能部分取决于你的遗传倾向。综合起来，这些基因就能解释为什么你不去别的地方，而是更愿意来这度假。"

　　在先天论和后天论的争论中，后天培育仍然扮演着重要的角色。其中最令人印象深刻的一个环境塑造人格的例子是伦敦国王学院罗伯特·普罗明（Robert Ptomin）和他的同事在 20 世纪 90 年代进行的一系列研究。这些实验表明，不论是同卵双胞胎还是异卵双胞胎，独特的生活经历都会对他们的身心健康和抑郁症产生极大的影响。[④]

　　没有一项研究是十全十美的，但这些研究说明我们并不是生下来直接继承了一个一成不变的人格。我们的基因可能让我们更倾向于某些特质，但在我们的一生中个性会不断地被环境所塑造。

甚至有时候，个性可以在一夜之间发生改变。

*

汤米当时觉得头痛欲裂，这种煎熬感挥之不去。这种情况有一阵了——他告诉我，自己常常会在头上束着一条腰带用以缓解长期困扰他的偏头痛。

突发事件发生在他上厕所看报纸的时候。

"我一下子觉得脑袋左边爆炸开来，然后就倒在了地板上。我想之所以当时自己还保持清醒，是因为我不想被人发现没穿裤子的样子。我站起来提上裤子，然后我脑袋的另一边就砰地一声又炸开来。"

由于大脑内的一个动脉瘤破裂，汤米的蛛网膜下腔出现了瘀血。爆裂的动脉使得大量的血液在他的脑部聚集。他倒在地上后被妻子简发现并急忙把他送往医院抢救，在那里，外科医生进行了长达 11 个小时的手术。医生告诉希罗和她的家人，汤米可能需要很长时间才会醒来。

"一次，"希罗说，"爸爸告诉我要去沙特阿拉伯工作一段时间，那时我应该是三四岁。他经常每隔两三天就会给我写信。当我长到 13 岁的时候，我再看装那些信的信封，注意到所有的邮票戳都在利物浦。我问妈妈为什么，她说是因为爸爸托人捎回英国，然后他们会从那里邮寄出来。"

虽然医生成功止住了汤米的脑出血，但毫无疑问汤米的脑部已经受到了损害。他的医生看到他在术后几天就可以坐起来，感到十分满意。然而不幸的是，汤米的身体出现了某些意想不到的后遗症。

"我一醒来就意识到有些不对劲，"汤米说，"我的大脑彻彻底底地变样了。"

"我16岁的时候才知道爸爸那时候是在监狱服刑。"希罗说，"当时我刚上大学，有个女孩谈起住在她隔壁的麦克休一家。因为这个姓氏很常见，几乎人人都认识一两个姓麦克休的。总之，她说几乎每个麦克休都进过监狱，其中还有一个是谋杀罪。当晚我回到家里，就问妈妈到底是怎么回事，才知道爸爸并没有去沙特阿拉伯，而是进了监狱。"

因为汤米的指纹出现在了一张伪造的支票上。汤米说这不可能，因为那根手指在他16岁的一场斗殴中受了伤，从此都歪着不能弯曲。

"他从不认罪。"希罗说。她有些犹豫，我也看不出她到底相不相信这件事。

"爸爸说他那根手指绝不可能动过支票。但他又说自己做了很多坏事，总有一天会被抓起来，所以就这样吧。"

我让汤米讲述了他手术之后醒来的感受。

"一开始我非常情绪化，"他说，"连伤害一只苍蝇我都无法想象。"

汤米环顾着他的病房，他的目光看向窗外的场地。"我可以从任何事物中发现美。我脑海中出现了各种前所未有的想法。突然之间，我充满了各种情绪、担心和顾虑，我可以感受到自己内心柔弱的一面。"

"他简直判若两人，"希罗说，"他变得极端情绪化。看到帽子掉到地上，他都会哭。这一刻他会非常伤感，下一刻他又会很开心，就好像从前的他完全消失了。"

而对汤米来说，突然之间可以欣赏到世间的美好以及他全新的情绪体验并不是他唯一的变化。从医院的窗户往外看，他看到一棵树上长出许多数字。

我认为一定是自己听错了。"你在树上看到了数字？"我问道。

"并不是，只是在我脑海中出现了数字，"他说，"有很多三、六、九，而且我不能自已地说着押韵的话。"

"押韵？"

"是的，我就一直，押韵不止，"他笑道，"你看，我又押韵了。诗歌从我这里喷涌而出，喷向四面八方。新事物，旧事物，我如同寂寞的云一般四处彷徨。我背诵诗篇，可以做到从后向前，从右向左，从任何方向——只有你想不出，没有我做不到的。"

一个月之后，汤米恢复了不少，已经可以出院回家了。他的医生并不清楚他的大脑到底出了什么问题。虽然他们猜测他的脑血栓可能破坏了他的某一部分大脑，但由于在抢救过程中他们需要插入一个金属止血夹，也就意味着汤米将无法再进行任何扫描来确定具体的损伤区域了。

汤米说自己的大脑像是已经进入了超频状态。"如果我在自己的大脑里行走，我会看到各种各样的信息，"他说，"各种形状、各种语言、各种构想、抽象的数字、色彩艳丽的图像。看到任何事物都会引发我六种不同的回忆、情绪和气味，这一切都快速地在我脑海中盘旋，片刻之后它们就像互相碰撞起来，然后引发出六种新的想法，然后那些想法再度碰触又创造出六种。就这样我总是被无尽的图像画面、事物细节、信息内容、各种面孔等内容轮番轰炸,像是走进一条无穷无尽的信息走廊。"

"我的大脑宛如蜂巢里的蜂群,"他几乎没有停顿地继续说道,"当你站在正中央,你只能看到被蜂蜡封好的一格格蜂巢,但当你戳破其中一个小格时,从那里一下可以看到更多的小格。这就像是一束聚光灯打在一个神经细胞上,然后那个神经细胞像火山爆发一样,吹出来一大堆气泡,而气泡里面有数以亿计的图像。就像是意大利的埃特纳火山那样,一直活动频繁从未停止。而每个气泡中又都包含了几百万个图像,而这一切不过是我脑海中的一个瞬间。我就像是看到了自己无穷无尽的大脑,而我们只是使用了它那么那么小的一部分,简直不可想象。"

我试图打断他,但他又继续说道:"我的大脑里充满了各种各样事物的细节,但因为我没受过什么教育,我根本不能理解那些信息的含义。我的大脑告诉我它储存了多种多样的语言和各种各样的知识,所有的细枝末节都在那里,随时供我取用。我觉得要是时机适当,我可以说出意大利语:因为这一切都在我的脑海里了。我觉得我们所有人的大脑中都有许多惊人的天赋,而我们从没意识到他们就在我们的大脑里,因为我们从没强迫自己使用它。这就是我对自己大脑所见的一点感慨。"

接下来他又解释了更多。我从头到尾都没办法插上一句话。与他交谈不到 5 分钟就可以看出,他的言谈正是各种想法和联想的持续轰炸的一种体现。他的思绪一直在不停地变换,想法从一个概念迅速跳到下一个概念。

汤米经常给我发长达数页的电子邮件,都是我们在电话交流中他忘记提及的内容。其中一些是普通的格式,另外一些则是诗歌体。

在汤米的谈话中他经常会穿插很多描述性的内容，有的非常奇幻，有的极具洞察力。我经常会觉得他表现得很有智慧，但当我再去听我们的谈话录音时，又觉得他的那些比喻经常是非常含糊不清的，而且跳跃性很大。

有一天，他说："就像黑客帝国里那样，我觉得那一边的自己可能已经被拔掉了电源。突然之间我和自己之前的那些生活完全脱离了联系，也许是因为上头的负责人想要见我。"

"我有时候挺庆幸自己有点傻，海伦，"他说，"不然我会看清过多的现实。"

可以理解的是，对汤米的家人来说，现在这个出口成章、有哲学思辨，也更加绅士的汤米令他们一时难以适应。

"他完全变了一个人，"希罗说，"仿佛他的整个世界都颠覆了。"

所有人都以为，只要给予足够的时间让他的大脑恢复，他最终会变成原来的那个他，又会出现他黑暗的一面，但这一切并没有发生。

并不是每个人都更喜欢新的汤米。有人想让他变回以前的那个他；有人欣然接受了他新的样子，但最终与他渐行渐远，因为他们已经没有什么共同点了；还有些人则担心这一切都是他装出来的。

"他的几个兄弟都希望他能变回原来那样，"希罗说，"尤其有一个，总想把他带回原来的老路。"

就连汤米的第一任妻子，希罗的妈妈，也很难接受新的汤米。

"即使爸爸脑出血之后过了 10 年，我妈妈仍然不相信他真的改变了，"希罗说，"她始终认定之前的那个坏汤米一定还隐藏在他身体的某处。"

那么到底为什么，人的个性可以产生如此巨大的变化呢？要理解这点，我们先要纠正一个流行文化中常用的概念——一个人要么是被左脑主导要么是被右脑主导。这个理论最早出现于 1962 年冬天，当时在洛杉矶的怀特纪念医疗中心退伍军人威廉·詹金斯（William Jenkins）正要接受一场手术。

他的医生是著名的神经科学家罗杰·斯佩里（Roger Sperry），他将把詹金斯的大脑一分为二。由于詹金斯在第二次世界大战期间的一次爆破中头部受损，从那以后他经常会癫痫发作，最频繁的时候一天高达 10 次。斯佩里认为，通过切断大脑左右半球的桥联结构——胼胝体，就可以降低詹金斯癫痫发作的次数。动物实验结果表明，这并不会对认知产生损害，而且大脑的每个半球都可以独立地工作。

手术进行得很成功，而且初步看詹金斯的认知功能也没有变化。但通过对詹金斯以及其他胼胝体切除术患者的进一步观察和测试中，研究人员有了一些有趣的发现。例如，他们验证了大脑的左半球控制着右侧身体，而右半球控制着左侧身体。这些研究还首次验证了左右半球有不同的分工。举例来说，大脑的右半球只能生成基本的单词和短语，而左半球更善于语言，也更具有分析能力，在数学方面更胜一筹。右半球负责处理空间、方向以及音乐，它更善于面孔识别，有助于我们理解语言中涉及情感的内容。

因为这些研究成果，斯佩里在 1981 年获得诺贝尔奖，不久之后一种人格理论诞生了。这种理论提出，大脑的哪个半球占主导地位决定了一个人是逻辑分析型还是创造感性型。时至今日，人们也常常会在大众媒体中听到这种理论。

事实上，虽然大脑确实有明确的分区，各司其职，但并没有任何证据表明健康的大脑中任何半球占明显的主导地位。以语言为例，虽然左半球令我们生成复杂结构的句子，但右半球对它进行了精细加工。比如谚语"给你看看这条线绳（线索）"（I'll show you the ropes），我们需要大脑的左半球来生成正确的单词顺序，但大脑的右半球赋予了你理解这个隐喻的能力。

哈佛大学名誉教授斯蒂芬·科斯林（Stephen Kosslyn）提出，在进行人格分析时，我们更应考虑的不是左脑或右脑主导，而是上脑和下脑的相互作用关系。

所谓上脑包括大部分的额叶皮层和顶叶，下脑也包括部分的额叶皮层，但主要是颞叶和枕叶。科斯林说，当以这种方式划分大脑时，我们就能更好地对它们的功能进行归类。"上脑负责制订计划并将其付诸行动，而下脑则负责解读有关来自外界的信息并赋予其意义。"

"我们需要明确的一点是，我们一直在同时使用大脑的这两个部分。"科斯林说，"这是一个统一系统，而我们关心的是两者的互动模式。"

比如当我在酒吧里看到父亲时，我能够认出他是因为下脑把我眼中的感官输入诠释并给出关联信息，从而触发了我关于父亲的记忆。正如我们在第 1 章中讲到的，这个记忆联系着其他记忆，使我想起他喜欢打网球、喝哈维啤酒，以及对卡米拉·帕克鲍尔斯情有独钟的事实。

但这并不是我需要的全部。我可能还想邀请他一起参加酒吧的游戏之夜，或者让他推荐报税的会计师。这时候就是由我的上脑说了算。制订和实行计划正是它的专职，但单凭上脑也是不可能做到的。它需要从下脑接收有关信息——我和父亲要交谈的内容和我对此的感受，然后策划并执行。如果这些计划没能实现，我的上脑就要和下脑再次交流来纠错。

科斯林理论的关键就是，多数情况下我们会更依赖于上脑还是下脑：哪一个占主导，哪个就定义了我们的性格。

举例来说，如果我们能够完全使用我们的上脑和下脑，我们就能对前因后果进行详细考虑并完成计划。但如果我们的下脑占主导地位，我们就更倾向于对周围事物进行最深入的思考，试图解释一次体验的各种细节或一个事件的种种后果。以这种模式行事的人，就会很难处理所有的信息并采取行动。另一方面，如果你的上脑占主导地位，你就更有可能成为一名干将：你可能看来非常具有创造性而且干劲十足，但不计后果，科斯林把这种模式戏称为"瓷器店里的斗牛"。

当一个人的上脑和下脑都没有占主导地位时，一个人既不会陷入无尽的细节，也不会开始策划未来的计划。他们很享受"活在当下"，科斯林说，外界的事物决定了他们的行为："他们是团队合作者——毕竟不是每个人都可以担任统领的角色。你需要像士兵一样的人，不需要对他们的行为进行过于深入的思考，而是能够在正确的时候推进并完成需要做的事。"如果你想知道自己的大脑中是哪种模式占主导地位，你可以上网去做一下科斯林设计的测试。

在他的书《上脑与下脑：找到你的认知模式》(*Top Brain, Bottom Brain：Surprising Insights into How You Think*)⑤中，科斯林说这个理论可以解释为什么我们会看到突变的人格。以菲尼亚斯·盖奇为例，如前所述，在一次可怕的事故中钢棍穿过他的头骨。历史资料显示，事发之前盖奇非常有主见，计划性强，且善于吸取经验教训。所以虽然没受过什么正规教育，盖奇成了一个成功的建筑承包商。但事故发生之后他性格大变，粗鲁不堪，而且经常提出许多被别人嗤之以鼻的计划。

盖奇去世后，他的头骨捐赠给了《科学》杂志，目前在哈佛医学院沃伦解剖博物馆的一个玻璃盒子里。通过这个头骨，科研人员得以重建大脑遭受的损伤。他们发现，在他的额叶皮层中大约11%的轴突——神经电信号传播的最长的一段通路——被破坏了。这意味着在他的额叶皮层中，上脑和下脑之间的许多通路都被切断了。

科斯林写道，这次创伤不仅导致盖奇某些功能的丧失，例如抑制污言秽语的能力，同时改变了他上脑和下脑协同工作的模式。

> 盖奇此前非常足智多谋，受伤后却冲动且情绪化。他的下脑经常不分场合地干扰上层大脑，使其不能有效地接收到新反馈之后决定是否应该坚持或修正计划。因为他陷在波动的情绪之中无法做出适当的反应。

我很好奇这个理论能不能解释汤米大脑的情况呢。

为了找出答案，我决定去采访波士顿马萨诸塞州综合医院的神经病学家爱丽丝·弗莱厄蒂（Alice Flaherty），在汤米发生意外之后，他们开始熟识起来。

汤米在从手术中恢复后不久就写信给弗莱厄蒂，问她是否了解自己新人格的现象。"他是一个非常具有吸引力的人，"当我问弗莱厄蒂对他最初的印象时，她回答说，"他的信有一种不可思议的迷人力量。"

弗莱厄蒂试图邀请汤米到她位于美国的实验室，但因为他以前的刑事犯罪记录，汤米最终没能获得签证。最后她前往利物浦待了几天。"我一下就爱上他了，"她说，"他根本没有能力去伤害任何人。他简直就像那些走路时要一直扫地以避免伤害小虫的的耆那教僧人一样。他照顾了他家周围的所有流浪猫。他过去不得不戴着那个硬汉面具，突然间他变得柔软无比，而且是以那么可爱的一种方式。"

对于用科斯林的上脑、下脑理论来解释发生在汤米身上的现象，弗莱厄蒂并不是很赞同。相比之下，她的推断是基于我们目前对受损脑区的已有认识。弗莱厄蒂说："像汤米这种情况，我们知道他的中风发生在大脑的中央动脉，而那里负责向部分额叶和颞叶提供血氧。"

虽然颞叶损伤引起了汤米对事物细节的突然痴迷只是一个猜测，但这是目前最有可能的解释。要想知道原因，我们需要先了解大脑如何处理周围令人眼花缭乱的感官信息。我们无时无刻不在看到各种形状、颜色和移动的物体，听到各种声音，闻到各种气味，却很少会去注意这些。当我在酒吧遇到父亲的时候，我一开始也许会注意到厨房飘来的气味或电视上放映的足球比赛，但这些感官刺激存在几秒就会消失。因为我们会滤掉很多熟悉而无关紧要的信息，不然，我们的感官会被过量信息不断轰炸，使得我们无法集中精力完成眼前的任务。

要做到这一点，感官数据会被传输到颞叶，那里负责监视各种情绪，告诉大脑的其他皮层这些信息是否有用。只有最相关的数据才会被传送到额叶，然后在那里根据这些信息来制订计划、执行动作并生成语言。

汤米的行为表明，他的大脑已经不再过滤那些在通常情况下被有意忽略掉的无关刺激了。弗莱厄蒂说，他的颞叶不能再对他的感官数据或想法进行有效的判断，"所以他们都会通过检阅，并流入他的意识当中"。

弗莱厄蒂解释道："我们经常会发现，颞叶受损的人虽然失去了对言语的理解却经常非常多话。基本上可以说是因为他们对自己所说的内容不具有应有的判断力了。我们称之为政谈——话多而空乏。"

另一方面，汤米新的情感维度很可能是拜额叶损伤所赐。这个区域与大脑中下部的情绪核团相连接并起到抑制作用。额叶不同程度的活跃水平会直接或间接地影响到我们的个性。在 20 世纪 60 年代，德国心理学家汉斯·艾森克（Hans Eysenck）提出，内向者比外向者更有自制力，可能是因为他们的大脑皮层活跃水平更高——这意味着它对传入的信息更敏感、响应度更高，而活跃度高的额叶皮层会抑制那些大脑下面的情感区域。

你可以测试自己是内向型还是外向型人格。将棉花棒一端放在舌头上 20 秒钟，然后滴几滴柠檬在舌头上，再将棉花棒的另一头放在舌头上 20 秒。在棉花棒的中间系一条线，看看用柠檬汁之后的那端是不是因为过多的唾液而变重下垂。如果真是这样，你可能更加内向——大脑更高的活跃度意味着你对柠檬的反应更强烈，会让你比平时分泌更多的唾液。艾森克使用类似的测试来检验他的理论，发现在内向量表中得分较高的人会产生更多的唾液。

对麻醉剂的敏感程度也有类似情况——和外向型相比，内向型需要更多的麻醉剂才能睡着。如果你不信，可以想想利他林类兴奋剂，它能让患有注意力缺陷多动症的孩子平静下来，以及像酒精这类镇静剂可以让人们更加健谈和情绪激昂。

虽然只是推断，但很可能汤米的额叶和下脑之间的连接被破坏了。像盖奇一样，额叶损伤让汤米情绪核团受到的抑制得以解除。一夜之间，他获得了所谓"从未体验过的情绪"。

*

汤米的妻子简(Jan)认为汤米的这些话语、想法和各种情绪最好能被记录下来，所以在他出院几周后，她鼓励他拿起画笔，认为画出他心中的想法会帮助他集中精神。而汤米一旦开始画画，就再也无法停止了。

"一开始他画在许多 A4 纸上，再把它们贴在墙上，"希罗说，"我们抱着鼓励的态度，因为我们都觉得这样能让他早日康复。这确实也起到了作用，但很快汤米就没有纸可以画画了。他先是买了更多的纸张，但后来花销太大，他就干脆画到家里的墙上。一旦他把一间房的所有墙壁画满，他就去另一个房间继续画。所有的屋子都画完了，他就在地板、桌椅子上画。然后他又把所有的都涂掉，重新在上面继续画。"

希罗说："我们没有住在一起，所以看不到他每天的进度。但基本上每个月我们去的时候整个房子都会大变样，墙壁、地板、能看到的所有地方，就连烟囱筒上的油漆都有两英寸厚，因为他会在上面一层接着一层地进行他的艺术创作。"

"我会把头脑里的内容都画在墙上，"汤米说，"桌上、天花板上、门上，做成雕塑、金属、石头。这一切都是大脑中不断涌现的内容，我只是把这些色彩、图像和场景倒在我的画布上。我一刻不停地这样做。"⑥

汤米一度每天要作画长达 21 个小时。"我们得提醒他吃饭睡觉，"希罗说，"对他来说，只要能画画和雕刻，其他一切都不重要了。"

汤米给我发过来一些他的艺术创作的照片。其中有一张画了两张人脸，从中涌出各样的图形。"那张画就是他的感受，"当我向她提到这幅画时，希罗答道，"画作所展现的想法和欲望非常强烈，仿佛能感受到这些东西在他的大脑四处涌动，而他根本无法控制。"

"当你去探望他，他见到你的时候表现得高兴吗?"我又问道。

"是的，他会说他想我们了，很高兴见到我们。他会表现得非常好，但过一阵你就能感到你该走了，因为他会变得非常焦躁不安，又想回去画画了。你刚一离开，他就像你不存在一样把你从他的想法中抹去了。"

因为汤米这种无尽的创造力，简最终离开了他。

"我一点也不怪她，"汤米说，"我根本就是变成了另外一个人。"

"这真的是个艰难的选择。"希罗说,"我们都能感受到艺术让他疏远了我们,但我们只能接受——因为这真的对他很有帮助。"

我问汤米他对艺术突如其来的热爱是不是出乎意料。他之前对艺术有过兴趣吗?

他答道:"不,我从来没有拿过画笔,也从没有进过画廊。"想了想他又补充说:"除了打算去偷点东西的时候。"

*

弗莱厄蒂自己就亲身经历过这种突如其来的创作激情。当她的一对早产双胞胎不幸死亡之后,她患上了产后躁狂症⑦。

"我完全无法入睡。我只想不停地说话,但因为我是个内向的人,所以我选择把那些话都写下来,"她告诉我,"就像是我大脑的某些底层核团在说:天啊,看来不太对劲儿,你必须得做点什么。"她的大脑被各种奇思妙想充斥着,在那 4 个月之中,除了不停地写作她没办法干任何事情。她意识到自己的躁狂症与一种被称为强迫书写症的病非常类似,后者是伴随癫痫发作而产生的强烈写作欲望。最终她决定写一本关于自己亲身经历的书。"我写书是为了更好地了解自己,"她说,"当然另一方面来说,如果你一直在写作而没有读者,那只是单纯的发疯;但如果你是一个作家,那又未尝不是好事。"

一年后,历史再次重演,她再次生下了一对早产双胞胎,但幸运的是,这次双胞胎都活了下来。但她再次产生了无法抑制的写作冲动,随之而来的还有间歇的抑郁。在过去的这些年,她需要借助药物手段和运动才得以控制病情。

这种突然产生的不能自已的创造激情又被称为突发性才艺综

合征，因为这很可能是因为大脑不能抑制某些特定的行为。在为数不多的文献记载中，汤米就是其中的一个著名案例。

另一个例子是乔恩·萨尔金（Jon Sarkin）。1989年，由于他的大脑听神经被血管压迫，他进行了一场修复手术，在这个过程中他经历了创伤性大出血，导致神经性耳鸣。在之后几个月的康复训练中，乔恩开始练习画画。结果几个月甚至几年过去了，他越发变得对绘画着迷。最终他卖掉了自己的正骨诊所，成为一名全职画家。如今，他的作品每件售价可以高达10 000美元。

然后是托尼·西寇里拉（Tony Cicoria），一位住在纽约州北部的整形外科医生。1994年，当他参加一个湖畔的家族聚会时，他走到一个公用电话亭给母亲打了一个电话。就在他结束通话的一瞬间，一道闪电击中了他，他当时就摔倒在地，不省人事。幸好附近的一名护士对他进行了心肺复苏，把他抢救了过来。事发一个月之后，西寇里拉又回到了自己的工作岗位，大部分时间都感觉良好，但接下来的几天中他突然产生了听钢琴乐曲的强烈欲望。于是他开始自学弹钢琴，后来发展到音乐会在大脑里不断播放。当时的大脑神经扫描没有显示出任何异常，而扫描技术进步之后，他婉转地拒绝了新的测试。因为对他来说，他的音乐技能是一种祝福，他也不想去质疑。

到了2013年，我在一篇文献报道中发现了另一起突发性才艺综合症的案例。文中描述了一位英国妇女去医院就诊，抱怨自己的记忆出了问题，即使是在熟悉的地方也会迷路⑥。之后她被诊断为癫痫症，并开始服用拉莫三嗪，一种广谱抗癫痫和抗躁郁症的药物。随着癫痫症的好转，她开始产生了一种奇怪的行为——

她不自觉地开始写诗。她经常使用不规则韵律和规则韵律来产生各种喜剧效果，她的丈夫戏称为顺口溜。我特地将其中一首诗装裱了起来挂在我的工作间里：

　　清理橱柜就是种道德的沦丧，

　　听我唱一曲，让我告诉你。

　　每次清理后，都要悔恨不已。

　　想想那些散落世间的财富，

　　无尽的金银财宝，遍地的奇珍异石，

　　钻石、蓝宝石、红宝石、祖母绿——你之前一定有不少，

　　可惜现在一切都已被丢掉。

　　清理橱柜，丢垃圾（以及昨晚写的诗），

　　都是道德的沦丧。

　　所以这次，让我们留下这首诗。

　　艺术细胞和脑创伤之间的关系非常复杂微妙。对于为数不多的几例突发性才艺综合症，我们只能就其原因做出大概的推测。弗莱厄蒂认为，一个很大的可能是多巴胺分泌的增加。多巴胺作用于整个大脑，它会让人们产生动力去做让自己开心的事情。但如果一个人的多巴胺过多，它会导致一些不能自已的行为。那些人可能会去赌博，参与高风险的活动，甚至表现出强迫症，其中就包括突发的对绘画或音乐的兴趣。当帕金森患者服用高剂量的左旋多巴，一种可以补充患者多巴胺分泌不足的药物，有时也会产生这些副作用。

这种神经通路的去抑制作用，我们在托雷氏抽动综合症中的患者中也会看到。患者会难以抑制不适当的言语和噪声。有趣的是，强大的创造力也往往会与这些行为相伴。弗莱厄蒂认为，很难确定是什么触发了汤米的情形。也许各种奇思妙想赋予了他艺术灵感；也许过多的多巴胺分泌让他产生了这种强迫行为；又或许涂鸦这个过程让他的大脑运转更有效。无论原因是什么，弗莱厄蒂说："很明显绘画给他带来了极大的幸福感。"

*

我经常很好奇汤米的新人格是否让他反思自己以前的样子，以及他对待家人的方式。但当我向他提出这些问题时，他说自己几乎不记得以前的生活了，尽管他曾几次跟我提到他的过去——包括他的童年生活，那些违禁药品、毒品，还有他和别人斗殴的事情。

"我有时会听到妈妈的声音，"他说，"然后突然能回忆起过去的点滴，但我觉得这并不是真的回忆。有时候其他人会告诉我我过去是怎样怎样的，但对我来说，完全体会不到他们说的那些。"

"所以你完全不记得自己以前是怎样的一个人了？"我问道。

"对。在我苏醒之后，几乎认不出任何人。后来我想起了一小部分关于童年的记忆，但也不是所有的。通过其他人的讲述，我又知道了很多自己的故事。但就像玩传话游戏一样，有时我觉得人们在讲述的过程中会把事实夸大，所以我并没把他们说的放在心上。现在我的记忆是从 2001 年开始的。"

但当我问起希罗，她父亲是不是患有明显的失忆症时，她却给出了完全不同的答案。"爸爸经常为他过去的行为向我们道歉，"她说，"他总说他的记性不好了，但实际上当我们讨论起过去的事情时他都记得一清二楚。"

"我认为事实上他只是不想花时间去回忆他的过去，去了解到底发生了什么。他不想回忆起他以前到底是怎样的一个人，因为在事发之后他变得很多愁善感，他之前做的那些事情对现在的他来说太难以面对了。"

我问汤米比起记忆中的自己和现在新的人格，他更偏爱哪一个。

他说："发生在之前的汤米·麦克休身上最美好的事情就是：在大便的时候脑出血了。"

我大笑起来。

"一旦接受了这个来路不明的未知身份，"他说，"我马上开始适应并展开全新的美好生活了。"

汤米说在他康复期间，他能感受到很多医生都试图找回原来的那个汤米，而非接受他的新人格。"海伦，这个问题绝对不只关系到我个人，"他说，"有无数人像我一样，因为大脑损伤之后开始生活在一个崭新的世界里。而大多数都没法通过任何渠道或者任何人来表达自己的内心感受。"

汤米对这个问题抱有极大的热情，他甚至为其他的中风幸存者开讲座，鼓励他们去接受自己新的大脑，而不是一味地试图找回原来的一切。

"我们这些人的大脑正在进行自我修复，有时是以一种崭新的、建设性的方式进行的，有时则是消极的方式。我们需要一个渠道来讨论发生在自己大脑里的各种新体验，因为在我们恢复期间，得到支持和理解会让这一过程的感受截然不同。人们需要记

不可思议的大脑

住的一点是：我们还活着，我们经历了一个非常艰难的旅程而且得以幸存。"

"而对我们这些中风之后还能够走路、说话的人来说，我们需要做的是让其他人知道这对我们来说不是世界末日，而是一个全新的开始——是一个改善思维的良机，而不是简单粗暴地给我们贴上'大脑损伤'的标签后把我们放在一边置之不理。"

我问希罗，她的父亲在中风后是不是变得开心了。

"这是当然的，"她说，"他以前的行为是他内心沉重感的一种表现。以前的他大脑里就像是有个开关，一旦他意识到自己在老路上已经走得太远，他就会想到（因为她的儿子伊萨克在附近，希罗放低了声音耳语道）'他妈的一切都搞砸了，我干脆堕落到底，把身边的人也都带上'。"

"那时他就要试图破坏一切，因为在他看来，自己已经走上了那条孤独、黑暗、可怕的不归路。而中风之后很明显他变成了一个更和谐、更安详快乐的人。他变得喜欢自己，而我认为他从没有喜欢过以前的自己。现在无论他感到多么烦躁不安，他都不会变得阴暗，对人生失去信心。他只是退一步，然后尝试别的选择。我们花了很长时间才相信，再也不会有'黑暗时代'了。"

雨滴重重地打落在厨房的窗户上，我才注意到时间已经很晚了。希罗突然说道："这可能就是救赎吧。因为这件事给了他一个机会改变所有的一切。不论有意还是无意，去弥补他曾经带来的那些'黑暗时代'。"

"人们通常认为一旦发生可怕的脑损伤就完了，不过我不确定这也适用于他的情形。对爸爸来说，这给了他一个全新的开始，世上没有多少人可以得到这样的机会。他能够借此把自己过去的错误抹掉，于是他就借机重新开始，变成了一个好人。"

*

我们通常不会花时间来思考自己的性格如何，我们是谁，以及我们如何做出选择。也许是因为一般来说，我们相信性格是天生的，一直就是那样。我不禁想到能不能通过了解形成性格的机制，使我们更有效地驾驭生活，甚至让我们都变得更加快乐一些呢。

2007 年，由爱妮塔·伍利（Anita Woolley）带领的团队对这个问题做出了部分解答。他们首先向近 2 500 人发放了调查问卷来评估他们观察物体特性和空间位置的能力——通过这种方式，他们可以了解这些人分别是"上脑思考型"还是"下脑思考型"。比如被试者需要回忆在最近一次晚宴上自己穿了什么衣服——这主要是由下脑来完成的，因为下脑负责存储形状和颜色相关的视觉记忆。他们还会被问空间操纵相关的问题，例如想象自由女神像旋转之后的样子——这种空间想象能力主要由上脑完成。这之后，伍利的团队选择了在上脑任务中得分较高但下脑任务中得分较低的 200 人，以及相反的 200 人。

接下来，他们把这些人配对搭档，两两一组，让他们玩一个虚拟迷宫游戏。在迷宫的不同位置会出现一些人造图形（Greebles）。这些人造图形是由计算机生成的现实生活中不存在的抽象物体。某些时候，同一种人造图形会重复出现在迷宫的不同位置。

每一组被试者中一人负责使用操纵杆在迷宫中行走，另一人负责标记重复出现的人造图形。这些被试者不知道的是，每个人被分配的角色可能是自己擅长或者不擅长的任务。所以某些组里，善于空间识别的上脑者可能会负责导航，而他的队友，擅长物体识别的下脑者，会负责记录人造图形。在另一些组则情况相反，这两人的任务会被颠倒。而还有一些组，两个人都是上脑型或下脑型。

你大概已经猜到了，当任务角色匹配每个人的大脑功能时，团队表现最佳。问题就在这里：只有当大家在完全不交流的情况下，才是如此。在允许对方互相交谈的实验中，即使是任务和天赋相反的团队也能表现得和匹配组一样的好[⑨]。当研究人员回放实验过程的录像时，他们发现，每个人都很快接管了另一个人的角色来共同完成任务。换句话说，即使是两个陌生人，也能很自然地发现自己的优缺点，然后交换他们的角色以完成工作。

有趣的是，当两个人都是上脑型或者下脑型时，在能够交流的实验中他们的表现比没有交流时糟糕得多。当两个具有相同能力的人试图用自己不擅长的能力帮助对方时，只是让事情变得更糟。

这个实验告诉我们，不管是通过"五型人格测试"还是科斯林的上脑下脑理论，了解自己的人格特质是有益处的。通过了解这些知识，我们在工作和生活中都可以变得更高效。虽然我们并不想经历汤米那样强烈的人格变化，但我们可能需要不时地调整我们的个性来更好地胜任不同的场合。

比如当你遇到无法解决的问题，可以试着使用自己不擅长的策略来重新考虑问题。"切换成另一种思考模式往往需要付出更多努力，"科斯林说，"但如果你真的想要去做，每个人都可以做到。"

或者可以像伍利实验中的那些人一样，找到擅长自己短板的人，与之合作来增强自己的知识技能。科斯林说，这就像是你借用了队友的一部分大脑来扩展自己的能力范围。

当我告别希罗回到家之后，我进行了科斯林的线上测试，看看是哪部分大脑主导自己的生活。结果表明我倾向于依赖我的上脑而忽视下脑。事实确实如此，我很擅长制订并执行计划，但经常考虑不到细节。而我的丈夫完全相反，他是非常典型的下脑型——他非常善于考虑细节，却不愿意去执行任何计划。他这种特性曾经让我感到烦躁不安，但现在我开始以另一种角度来看待各自的长处和短处：正是不同的个性让我们成为完美的搭当。

*

在 2012 年的 9 月，我们最后一次通信的几个月之后，汤米死于肝病。一年多后，我才见到并采访了他的女儿希罗。当我听到汤米去世的消息时，我又重读了我们所有的谈话内容、电子邮件和信件。在我收到的最后一封电子邮件里有一句话，似乎是一个很好的总结：

你有一封来自汤米·麦克休的新消息：

> 海伦，当我在镜子里看到自己时，我看到一个陌生人，而且是个非常快乐的人。感谢和致意给所有人。

不可思议的大脑

第 5 章

西尔维娅：亦真亦幻

05

阿维纳什·奥加耶布（Avinash Aujayeb）孤身一人在喀喇昆仑山脉一片浩瀚的白色冰原上徒步穿越。这座山脉位于"世界屋脊"喜马拉雅山的边缘。那天清晨早些时候，奥加耶布感到精疲力尽，无法完成登顶之旅，因此他告别了两个同伴。他别无选择，只能下山向营地走去。虽然已经走了几个小时，但四周一成不变的寂寥风景让人感受不到任何进展。

突然间整个世界变了个样。一座巨大的冰岩突然出现在他眼前，瞬间又移动到遥不可及的远方。他从左到右环视一周，却始终无法摆脱这种感觉：仿佛自己是站在自己的肩膀上俯瞰世界。他让自己集中注意力一步一步向前推进，为自己设定了各种努力的小目标：走到下一个小山脊，甚至是下一个露出雪地的石头。从一个目标移动到另一个目标仿佛用了一个小时，但当他查看自己的手表时，发现实际上只过了几分钟。

作为一名医生，奥加耶布在心里默默地为自己逐一诊断：他没有脱水，也没有高原反应。他也测了自己的心率和血压——一切正常。那为什么有种挥之不去的死亡感呢？

奥加耶布那时的经历正是一次生动而持久的幻觉体验，这种情况在1838年之前被简称为"流浪的心灵"。法国精神病学家让-艾蒂安·埃斯基罗尔（Jean-Étienne Esquirol）是第一个使用"幻觉"这一术语的人，当时他将其描述为"在特定时机，由非外界客观刺激所引发的感官体验，且体验者对此深信不疑"。[①]换句话说，就是一个人看到了不存在的东西。

幻觉是看似真实、实际却并非由外部环境引起的感觉。幻觉不仅有视觉的，还有听觉的、味觉的，甚至触觉的。幻觉有多么真实，旁人很难想象，除非是自己体验过。一名长期以来都有音乐幻听的女性西尔维娅（Sylvia）说，那种幻觉并不像是在头脑中想象一段乐曲，而更像是在"听收音机"。

幻觉不仅限于图像，它们可以表现为音乐、声音，甚至气味。幻觉可以持续数秒钟或数个月，而且很可能影响了几个世纪以来人类的文化、宗教和社会发展。奥利弗·萨克斯（Oliver Sacks）在他的《幻觉》（*Hallucinations*）一书中提出假设，在我们民间传说中的小矮人、小精灵和小妖精可能正是显小性幻觉的产物。显小性幻觉是一种认为人和动物都比实际生活中看起来小很多的一种视觉幻想。他还认为，恶魔的概念可能是由于对一些邪恶势力的恐惧和幻觉所引发的，而神圣的感觉是由灵魂出窍或幻听的情况下所产生的。[②]

过去人们倾向于认为幻觉是一种精神错乱的表现，在西方文化中尤其如此。近年来，像奥加耶布所经历的那些事不得不让科学家们重新思考他们对幻觉的理解，也许这仅仅是一种大脑的病变，或某些致幻剂的作用。人们已经开始意识到幻觉并不罕见，而且出现幻觉不一定就代表健康状况出了问题。

西尔维娅就是对此有着深刻理解的一个人，她是一位出生于伦敦北部的退休数学老师。虽然西尔维娅的精神健康状况非常良好，但在过去的十几年中，她时时刻刻都经历着一种长期幻觉。在一个冬天的中午我去采访了她，想进一步了解这种奇特的现象。在了解她生活的过程中，我有个出乎意料的发现：我认识到，幻觉不仅很常见，而且对于我们认识现实也至关重要，以至于很可能正在读这段话的你现在已经产生了幻觉。[③]

除非你自己亲身经历过一次幻觉体验，否则你很难凭想象体会幻觉到底是什么感觉。我之所以这样肯定，是因为几个月前的一个大清早我正一个人躺在床上，两个陌生人突然进来我的房间把我吵醒了。

我吓得一动不动，头脑虽然已经完全清醒了，却无法移动自己的身体。这两个陌生人中的男人朝着房间的另一边走去，而那个女人就在我的床尾坐下，我当时就能感到床单蹭到我的腿上。事后我才知道自己经历了一次所谓的醒前幻觉。醒前幻觉出现在睡眠状态和完全睡醒之间的短暂过渡时期，而且往往是出现在我们做梦最多的快速眼动睡眠期，这时候我们大脑的一部分还处于睡眠状态，而另一些区域已经清醒了。对我来说，这次的经历带给我强烈的实体现实感，比起梦见两个人在我的房间，这种感觉更像是他们真的就在那里。

这种感觉也受到了实验证据的支持。1998年，伦敦国王学院的老年精神病学高级讲师多明尼克·费齐（Dominic Ffytche）和他的同事们对经历视幻觉的人群进行了大脑实时扫描。他们发现视幻觉被激活的脑区在看到实物时也会变得非常活跃。比如当一个人的幻觉是人的面孔时，他们的梭状回区域里专门负责人脸识别的那些神经细胞就会被激活。对于那些幻觉时看到各种颜色和文字的人来说也是相似的。而当实验团队要求被试的人群去想象人脸、颜色或者文字时，相应脑区的激活程度远远比不上幻觉时的活动。这是首次用客观的证据来说明比起想象，幻觉更接近真实的感知。④

除了我经历的醒前幻觉之外，另一种常见的幻觉是在你晚上入睡过程中会看到某种幻象或听到某种声音。还有就是在过度悲伤的情形下，可能会看到去世的亲人。但是，最让我感兴趣的，也是最能揭示大脑功能的那种幻觉，是在人们丧失一种感官感受之后产生的代偿性幻觉。

几年前，我的母亲打电话告诉我，祖母开始出现幻视了。87岁的祖母由于白内障视力变得越来越差，于是她开始慢慢能看到一些不存在的人像。她一开始先是看到了一些穿着维多利亚时代服饰的女性，不久之后在卧室里她开始看到一些跳舞的小孩。甚至有时候，她看到的仅仅是一块普通的砖头。但是祖母似乎并没有受到这些幻觉的困扰；虽然这些影像都非常生动，但她知道这些并不是真实的，她只是非常好奇这是怎么一回事。

祖母经历的正是典型的视觉释放性幻觉（又名邦纳综合征），一种在失明人群中常见的情况。生于 1720 年的瑞士科学家查尔斯·邦尼特（Charles Bonnet）最开始对幻觉研究感兴趣是源于其祖父，他那时视力严重下降接近失明，并开始出现幻觉。有一天，祖父正坐在他的摇椅上和两个孙女聊天。突然间两个男人出现了，据说两人分别穿着红色和灰色的华丽斗篷，戴着镶银边的帽子。他就问自己的孙女们为什么没人提前告诉他这些人要来，直到这时，他才发现只有自己能看到他们。

在接下来的一个月里，祖父的幻视开始频繁地出现。有时看到的是衣着更加华丽的访客，有时候是鸽子或蝴蝶，有时候是辆巨大的马车。邦尼特的祖父显然很享受这个过程，他称之为"头脑里的电影院"[⑤]，这些幻影持续了数月之久才渐渐消失。而且当邦尼特博士年老失明之后，也经历了同样的情形。

2014年，我代表英国广播公司采访了马克斯（Max），他也有着类似的故事。马克斯70多岁时，由于帕金森病他的嗅觉神经被损坏了。尽管他已经闻不到气味了，但某一天他突然感到了叶子燃烧的味道。他当时正在度假中，所以他认真地在酒店房间里找了一圈，好奇到底是什么发出了这种奇怪的气味，他几乎笃定是有臭鼬藏在哪儿。

"这实在是太匪夷所思了，"他说，"我当时感到喉咙里有种奇怪的感觉，挥之不去。"

接下来的几个星期，他闻到的气味越来越浓，有烧焦的木头味，还有可怕的臭洋葱味儿。即使他假期结束回到家之后，这种情况还是持续出现，有的时候一次能长达数小时之久。

"最糟糕的时候，闻起来就像是恶臭的粪便。味道太大了以至于我会被呛到流眼泪。"

而这些真实感强烈的幻觉，并不一定只有永久的感官知觉丧失才会触发。毕竟，当阿维纳什在徒步穿越冰川出现幻觉时，他的身体是处于完全健康的状态的。

"我知道自己并没有生病，"他对我说，"我的心率正常，没有脱水现象，而且也吃了足够的食物。我试图用理智说服自己，我还掐自己的胳膊，我一直努力地证实自己并不是在睡梦中。在中途我跌倒了还划伤了手，看到流出的鲜血让我确信这不是一场梦。"

在某个时刻他甚至听到了声音，觉得自己的一举一动都被它引导着。"我感觉整个过程中那个声音好像都在指引着我，它让我仔细思考，谨慎地选择从哪个冰川穿过。它一直在帮助我，引领我走向该去的地方。"

他的幻觉持续了近9个小时。

"我甚至开始问自己，'我是不是已经死了'？因为这次的徒步穿越非常艰难，一个人很可能就卡在某个缝隙中死去，也没有人能找到你的尸体。后来直到我遇到一个人之后，我才确信自己还活着。不过就算见到了其他队友，我还是有种奇怪的感觉。只有晚上好好睡了一觉之后一切才恢复正常。"

阿维纳什一直在尝试找出他这次奇特经历的原因，他一度怀疑自己是不是体验到了有依涅槃（Savikalpa Samadhi）——佛教或印度教中一种通过冥想达到的境界。据说在这种状态下的人会失去所有的人类意识，所经历的时间和空间概念也会完全不同。

其实答案可能比这个简单得多。要想了解各种原因，我们需要先来谈谈西尔维娅的情况。

*

2004年一个星期五的早上，位于伦敦郊区波特斯巴城镇的人们开始了平常的一天。西尔维娅是一位60岁的退休老师，她正在距市中心不远的家中工作。一切似乎都很正常，除了一个问题：让人讨厌的噪声。从一早开始，就有两个音符在她耳边不断地播放，但其他人似乎并没有注意到。一开始，西尔维娅以为是收音机发出的声音，但她找了一圈发现并不是。一天下来到了晚上，这个奇怪的声响越来越大，西尔维娅忧心忡忡地上床休息了，希望睡一觉之后声音就会消失。但当她第二天一早醒来后，噪声还在，一直在嗒嘀嗒嘀地嗡嗡作响。几周之后，音符发生了变化，越来越多，几个月后终于完全发展成音乐幻觉——曲调一刻不停地播放，有时声音大到没法听清正常的谈话。

"请稍等一下。"西尔维娅一边说着一边把我迎进屋。她是在跟那只静坐在客厅的金色拉布拉多说话，小甜是西尔维娅新领养的助听犬。

"乖乖，"她对狗说道，"现在你可以上前招呼了。"小甜朝我跑过来，把鼻子钻进我的衣服口袋里。"她以为你可能会有零食，反正试试总没有坏处。"西尔维娅说。

西尔维娅之所以需要助听犬是因为她已经失聪了。由于几年前的一次耳部感染，她的听力受到了严重损伤，现在她很难听清对话，而且幻听的音乐对她来说非常嘈杂。

当我们穿过一架三角钢琴走到屋后一间明亮的温室时，西尔维娅的丈夫约翰（John）向我挥手致意。西尔维娅端来了茶和点心，我在藤椅上坐了下来。

她从那个星期五开始讲起。在那之前的几年里，她就已经患上了经常性耳鸣，有时还会听到杂音。但这次完全不一样，就是中央音 C 和 D 两个音符在反反复复，她说："起初节拍很慢。我还记得自己当时想着，'天啊，我可不愿意老听到这个，让我试着想些别的东西吧'。然而从那以后音符越来越多，我再也没有清静过。"

几周之后，几个音符逐渐变成了几个小节，一遍又一遍地不断重复。有时音乐会长一些，往往是她失聪之前喜欢听的某些乐曲中一段旋律。

"那你经常听到什么样的曲调？"我问道。

"主要都是古典音乐的节选片段。因为我以前听力好的时候，并不经常听其他类型的音乐。"

我们之间的对话是通过一个麦克风和唇读完成的。就在对话过程中，西尔维娅脑海里的曲调也在不间断地播放着。有时当她全神贯注于一段演奏的乐曲或集中精力谈话时，幻听的音符会消失片刻，取而代之的是持续的低音 B 和耳鸣的噪音。

"你听到的音色有没有像某种乐器呢?"我问道。

"嗯，是介于木笛和铃铛之间的音色，"她说，"这还挺奇怪的。大家都以为会是钢琴或小号，一些经常听到的乐器，但其实幻听的音色并不像现实生活中我听到过的任何一种乐器。"

"但听起来确实像是真实世界中发出的声音吗?"

"是的，这跟在脑海中想象一首曲子完全不一样，更像听收音机播放，跟真实世界的声音一样。"

西尔维娅开始幻听不久之后就做了一件非常有建设性的事:她专门用一本五线谱，把自己听到的旋律一一记录保存起来。由于她对音高拿捏得非常准确，这种罕见的天赋让她能识别出任何听到的音符。

她把一些自己的乐谱拿到温室来给我看，其中一些幻听只是随机生成的音符，谈不上有什么特别。另外一些则像是听过的某些乐曲片段，我从中发现了著名的苏格兰民谣《我的邦妮》中的一段节选。

从这些记录下来的幻听内容中，很容易看出其重复性非常高。经常是几页乐谱都是只有一高一低两个音符在反反复复。西尔维娅说，大部分时间都是这样的。

多年的数学教学经历让她能快速心算。"如果仅仅是两三个音符，那只要一秒钟就会重复，"她说，"那也就是说，我每天听到同样的小调约 86 000 次。"

西尔维娅告诉我，在她幻觉发展的初期，有时候会有文字融入乐曲中。

"我用尽浑身解数来试图阻止这种情形，"她说，"最后终于设法让它停止了。"

我问她为什么。

"我不想那样。我不想让文字出现在脑海里，感觉那样像是精神分裂症。"

她的担心是有依据的——听到不存在的说话声通常被认为是精神疾病的征兆。斯坦福大学的名誉教授大卫·罗森（David Rosenhan）比任何人都了解这一点。在 1973 年，他成功地让自己和 7 名完全健康的朋友住进了全美几家精神病房。这项实验的初衷是质疑当时的精神病诊断是否合理有效，而他们完全没有预料到进展会如此顺利。罗森和他的同事们各自选了一家医院，打电话过去抱怨自己幻听到说话声，其余的病史和生活细节都是真实的。8 个人全部住进了医院——其中 7 人被诊断患有精神分裂症，1 人患有躁狂抑郁症。他们一入院就说自己的幻听消失了，然后每个人再试图说服医院的工作人员让他们出院：这个过程花了他们 7~52 天不等的时间。[6]

事实上，大部分幻觉与精神分裂症无关。在澳大利亚昆士兰脑研究所的教授约翰·麦格拉思（John McGrath）对来自 18 个不同国家的 31 000 多人进行采访和分析后，发现幻觉在所有年龄段都相当普遍。

参与者被问及他们是否曾有过幻觉时，比如听到不存在的声音，5%的男性和6.6%的女性给出了肯定的回答。[7]

我问西尔维娅她有没有告诉别人她的幻觉。

"不，我没有跟很多人谈起过这件事。很早我就听说，当那些声音传到大脑里，它们能感受到你的情绪。换句话说，如果我总是感到很烦躁，那么它们就会引起烦躁的情绪。但如果我看不起他们，它们对我的影响就会微乎其微。所以，我决定有意识地不去想它们，也不和别人讨论这个问题。我不希望它们对我有任何影响。这大概是我听到的最好的建议了：这让我能和这些声音和平相处。"

她微微一笑："有时我会说'快闭嘴吧'，而我的朋友们都知道我指的是什么，不过他们应该想不到在我脑海里到底是什么情形。"

这时约翰探了个头进来，她看了他一眼。"亲爱的约翰在各方面都给了我很大支持，但就连他都不会清楚这些无时无刻的声音有多么夸张。这已经妨碍到了我们的日常对话，很多时候我都听不清他的话。有时候我以为他说了笑话很有趣，但其实他根本没说话。他非常理解我，但除非你自己经历过，不然很难体会这种感觉。"

*

事实上，有一种方法可以让你在家里安全地体验类似的感受。你只需一个乒乓球、一副耳机和一卷胶带。将乒乓球对半剖开，用胶带把它们分别贴在你的眼睛外面。坐在一个光线均匀的房间里，找一段白噪声在耳机里播放出来，就可以静静等待了。

这种通过剥夺感官来产生幻觉的方法叫兹菲尔德（Ganzfeld）法，至今已经沿用了几十年。德国弗赖堡心理学系和心理健康前沿研究所的吉力·瓦克曼（Jiŕ Wackermann）在科学期刊《大脑》（*Cortex*）⑧上发表了一篇论文，描述了志愿者尝试这种方法时出现的各种幻觉。

"很长一段时间里，除了灰绿色的雾之外什么也看不到。"一个被试者说，"我觉得非常无聊，暗想'哎，这实验根本毫无意义'！然后我就像是'待机'了一样，完全心不在焉地过了一段好像无比漫长的时间。接着突然之间，我看到了一只拿着粉笔的手在黑板上写下了像是数学公式的东西。那个图像非常清晰，但只出现了几秒钟就又消失了……那种感觉像是在大雾中出现了一扇明亮的窗户。"之后她又看到一片森林里的开垦地，一个骑着自行车经过的女人，那个女人金色的长发在风中飘扬。

另一个被试者说她像是和一个朋友置身于一个山洞里。"我们生了一堆火，坐在一块大石头上，脚下有一条小溪流过。因为她之前掉在了溪水里，正在等她的东西烘干。后来她对我说：'好了，我们现在该继续前进了。'"

当我在自家的客厅里把乒乓球黏在脸上时，我的感觉跟第一个被试者类似。至少过了30分钟，除了一大堆胡思乱想和阵阵袭来的睡意之外，我什么都没感觉到。正当我在想要不要放弃的时候，我看到一幅画面出现了，就像是从一个充满烟雾的窗户里冒出来的。画面上是一个男人蜷缩着躺在我身边，他以一种奇怪的姿势弯着胳膊肘，像是要让我看那个胳膊一样。这个画面出现几秒钟之后就消失了。这种感觉完全不同于做梦或随便想象一个画面。这个有意思的现象告诉我们,当感官受损时我们会有怎样的感觉。但为什么会这样呢?

*

"大脑不能容忍完全的静止状态,"已故的奥利弗·萨克斯在2014年讨论这个问题时,他告诉我,"当感官输入减少,大脑似乎就会自发地创造出一些知觉。"

他说,第二次世界大战之后不久,人们就开始注意到这种现象。人们发现高空驾驶的飞行员和长途驾驶的卡车司机在空旷没有目标的天空或道路上时都容易出现幻觉。研究人员现在认为,通过这些非实体感受,我们可以窥见大脑是如何将我们对现实的感知整合起来的。

大脑虽然每秒钟都会接收到数以千计的感官信息,但依然可以不间断地为我们提供稳定而连续的感官意识。试想你现在能感受到的所有声音、气味和触觉。来自外界的噪声,袜子的紧绷感,你手指碰触到这本书的感觉。而处理全部外界信息将是一种非常低效的运行方式,所以大脑其实会走一些捷径。

以声音为例。当声波进入耳朵时,耳道内的受体会把它们转换成电子信号并发送到大脑的初级听觉皮层。这一部分脑区负责处理声音最基本的元素,比如音高和波形。接着这些信号被传输到更高级的脑区去处理更复杂的特征,如旋律、频率的变化以及蕴含的情感等。

大脑并不是完全依赖于这个过程中的每个细节,而是把嘈杂的信号和先前的经验相结合来预测现实中的事物。

比如当你听到一首熟悉的歌曲开头几个音符时，你就会预测接下来的旋律。这个预测被发送到底层脑区，与实际输入进行比对，然后送到前额叶中进行校验，最后才出现在我们的意识中。只有当预测出错这个信号才会被传送到更高级的脑区，以便对今后的预测做出调整。

你可以亲身体验这个效应。英国苏塞克斯大学的认知和计算神经科学家阿尼尔·赛斯（Anil Seth）建议人们可以使用正弦波语音，一种模糊版的语音。当你第一次听到这种声音时，只会听到一团混杂的哔哗声和口哨声。但当你听过了原始录音再切换回这个模糊版本时，你一下就能明白它在说什么。这是因为你的大脑对于输入的信号做出的预测不同，由于它现在有了更精准的信息可以作为预测的基准。"我们所谓的现实，"赛斯曾告诉我，"不过是一种有节制的幻觉，由我们的感官约束着。"[9]

这种说法正符合西尔维娅的情况。

虽然她正常的听力已经完全受损，但有时候聆听熟悉的音乐可以暂时抑制她的幻听。2014年，提摩西·格里菲斯（Timothy Griffiths）认为这种现象可以用来验证他们的幻觉形成机制预测模型。[10]

"目前研究幻觉及其产生机制的主要难点是我们无法控制它的出现和消失，而西尔维娅让我们有机会来启动和关闭幻觉。"他说。

格里菲斯和他的同事把西尔维娅请到他们的实验室，躺在一台机器中分析她的脑电波，也就是大脑周围循环流动的电信号。当机器分析她的大脑活动时，格里菲斯的团队为西尔维娅播放了几段她熟悉的巴赫协奏曲。在整个研究过程中，每15秒中西尔维娅就会对她的幻听程度进行评分。在实验的那段时间，西尔维娅的幻听是吉尔伯特（Gilbert）和萨利文（Sullivan）合作的音乐剧《皮纳福号军舰》（*H. M. S. Pinafore*）。在播放的巴赫乐章刚刚结束时，她的幻听停止了几秒，然后逐渐增强，直到下一段巴赫乐章又开始播放。就这样，格里菲斯成功地测量了她有幻听时和无幻听时的大脑活动。

西尔维娅的脑部扫描显示，在幻听期间，处理旋律和音调序列的脑区之间一直在相互交流，就和她真的听到音乐时一样。而由于西尔维娅的听力严重受损，这些交流没能受到耳朵里真实声音的约束。她的幻听正是她大脑对外界声音的最优猜测。

这个理论也解释了为什么听到某些音乐可以抑制西尔维娅的幻觉。当她全神贯注地听一段自己非常熟悉的巴赫乐曲时，进入大脑的信号非常可靠，从而限制了高级脑区的异常活动，让大脑可以和现实世界中的真实情况更加一致。

在绝对安静的消音室里，人们验证了大脑的预测失误就能导致幻觉。在美国明尼苏达州明尼阿波利斯，欧尔菲德实验室（Orfield Laboratories）就有这样一个隔间，被誉为"地球上最安静的地方"。这个隔间实际上是一个全黑的暗房，外面再被两层房间罩起来。它的墙是由3英尺厚的钢和混凝土铸成，然后铺上一层楔形吸音海绵，用来吸收微弱的回声。走入其中，你甚至可以听到自己的眼球转动和头皮移动的声音。一旦关上房门，里面的人一般会在20分钟之内产生幻觉。[①]那么幻觉一开始是如何被触发的呢？

为此我请教了伦敦大学学院的临床心理学家奥利弗·梅森（Oliver Mason），他专门从事感官缺失相关的研究。他认为有两种可能性。第一种是大脑的感觉区偶尔会产生自发活动，但通常情况下这些活动可以被外世的真实感官数据抑制或修正。而在死寂的消声室中，或者用兹菲尔德法，以及永久的感官功能丧失的情况下，大脑可能就会根据这些自发活动做出预测从而引起混乱。第二种可能性是大脑错误解读了一些体内产生的声音。例如，在消声室中由于你并不熟悉自己血液流过耳朵的声音，因此你可能会误以为是来自外界的声音。"一旦某种声音被认为是有意义的，这就成了种子，"梅森说，"由此作为原点，就会产生幻觉。"

每个人在消声室内的反应各不相同。有些人根本不会产生幻觉。有的人产生了幻觉，但意识到这是自己的大脑在作怪。

"有的人出来之后会说，'我知道你肯定在里面播放噪音了！'"梅森告诉我。

这也是我一直困惑不已的问题：为什么西尔维娅会有幻听，而其他听力受损的人却没有呢？

当我问起梅森时，他给我提供了几个理论。他说，找出其中的答案将会是一个重大发现，因为这可以揭示为什么有些人更容易产生与精神疾病有关的妄想和幻觉。

我们知道，在大脑中传递的电信号要么是兴奋性的，要么是抑制性的——也就是说，它们会增强或者减弱邻近神经细胞的活动。在最近一个还没有被公布的实验中，梅森的团队让志愿者在消声室中静坐 25 分钟，同时分析扫描了他们的大脑活动：那些更容易出现幻觉的志愿者，大脑里的抑制信号水平也较低。梅森猜测，较弱的抑制行为可能让那些无关的信号更容易产生意义。

精神分裂症患者大脑的感官皮层常常过度活跃，而且它们与前额叶的连接也很弱。位于澳大利亚珀斯的西澳大学临床神经科学家弗拉维·沃特斯（Flavie Waters）指出，这可能意味着他们的大脑能让大量未经核实的预测进入自己的意识之中。在像邦尼特综合征这样的情况中，病人感觉皮层的活性降低会引发大脑开始填补空白，而大脑又没有真实的感官输入来帮助它纠错。沃特斯说，在这两种情况下，大脑都不能关注外界而渐渐变得依赖于内部系统。

这些研究正在帮助像马克斯这样整天闻到怪味的人，让他的大脑重新建立与外界的联系。如果他的幻嗅是由于缺乏可靠的嗅觉信息所造成的，那么真实的气味应该有助于抑制他的幻觉。他正在尝试着每天 3 次，闻 3 种不同的气味。"这可能只是我的一厢情愿，"他说，"但这个方法好像真的对我有用。"

当我们了解到幻觉其实是我们理解现实的副产品，我们就能改变幻觉对我们的影响。萨克斯在晚年时，一只眼睛失明而另一只视力严重下降。弹钢琴时，他注意到当自己在认真看乐谱时，有时能看见大量的降音符号。"为什么是降音符号而不是升音符号呢，我也不知道。"他说。他有时还会看到一些字母，甚至偶尔会有连起来的单词。"我早就学会了无视这些幻觉，偶尔还挺享受它们。"萨克斯说，"当大脑在自我发挥时，我还挺喜欢旁观的。"

*

最近，西尔维娅的幻听加剧了，她听到的音符速度加快了，也变得更加响亮了。她说，她现在的幻觉已经发展到新的程度，如果她在钢琴上弹奏一遍莫扎特奏鸣曲，一旦她停下来整个第一乐章就会浮现在她的脑海中。她说这简直像是拥有一个内置苹果音乐播放器。当然这也有不好的一面：12月成了西尔维娅的噩梦，"所有的超市都播放圣诞歌曲，那些音乐片段会在我大脑里一遍又一遍地循环播放，简直要把我给逼疯了"。

有趣的是，单词也开始对她的幻听产生影响了。之前的某天，西尔维娅在读书时看到"居住"（abide）这个词，突然之间她的内置播放器上播放起诗歌《与神同住》。同样的，画面也会触发音乐。当她和孙女在一家玩具店里看到一个帽子上带着铃铛的小丑时，突然间，莎士比亚《第十二夜》中小丑唱的歌曲《当我是个小小孩》开始在脑海中演奏起来。

西尔维娅说她也开始对自己的幻听稍加控制。比如某天一早她去游泳的时候。因为带了蜡质耳塞周围变得很安静，这使得她脑海中的曲调愈发明显了。"音乐就是这样的'呀嗒嗒砰砰，呀嗒嗒砰砰'，"她说，"但我不想让游泳的时候一直听到这个，所以我大声唱出比那个音高半音的音符来搅乱它。这样一来曲调就会变得迟疑。虽然有时要花很长时间，但我经常可以改变它。我也会唱首我更喜欢听的曲子来让它改变。这招有时管用有时不管用。还有的时候曲调会稍微改变一下，然后又恢复成我讨厌的那几个音符，就像一个顽固的孩子在那儿说：'不，我就想播放这首曲子。'"

我问她一天中有没有几秒钟的安静时刻。"不，永远不会。"她答道。

"那要是你听到的刚好是你喜欢的歌曲时，你有没有觉得像是调到自己的私人电台去享受一下你听到的音乐?"

西尔维娅想了一会儿。"我非常小心不要让曲调感受到我的心情,这样它们就不会让我过于情绪化,"她说,"当然我是说它们仍然会让我烦躁。有时候我起床之后感觉自己好像一晚上都没休息,有时候在我起床穿鞋之前音乐就开始打扰我。不过也许一切只是因为我是个容易烦躁的老太太!如果我能听出一首完整的曲子时,我其实并不介意。"她笑了。"我会大笑起来,侧耳倾听,叹为观止。不过我尽量不去跟唱以免它变本加厉。"

她停顿了一下。"但接下来曲子就会变得越来越短,每次都是这样。在演奏了两三次之后,曲子会变得更短,然后就只有乐曲的前两页,甚至前两行,最后只有两三个音符。这时候我就会感到真的非常烦躁,只是'嗒嘀嗒嗒嗒,嗒嘀嗒嗒嗒,嗒嘀嗒嗒嗒,嗒嘀……'"

那天下午我从西尔维娅家离开时,被她面对这种近乎于灾难性的情况还保持的自制力、适应力和幽默感深深折服。社会灌输给我们要害怕那些世上不存在的东西,还常常会把看到或听到他人感受不到的东西和精神不稳定联系起来。西尔维娅、阿维纳什、马克斯——甚至是我的外婆——告诉我们并不需要如此。我们应该勇于对抗这种误解,勇敢地说出自己经历的不寻常事。也许我们所有人一直都有幻觉——只是我们中的一些人比别人更敏感而已。

马塔尔：化身为虎

06

在历史上，有不少关于人类可以变身成动物，再变回人形的传说。其中最令人生畏的就是狼人了，由于不能控制自身的兽性，它们常常变身为残酷和恐怖的杀手，还会吃活人和生肉。

几乎在人类历史的每一个时期，都有这种人兽转化的故事：从最早的民间传说半人半兽的森林之神"潘"，到古罗马神话故事里的莱卡翁。相传莱卡翁是阿卡迪亚残暴的国王，后来因为得罪了宇宙之神朱庇特被变为一匹狼。即使在今天，只要翻几页《哈利波特》（*Harry Potter*）和《暮光之城》（*Twilight Saga*），你就会发现人们对这些血腥的狼人故事仍然津津乐道。

也许你会好奇狼人跟不可思议的大脑有什么关系。一个惊人的事实是，狼人并非只存在于流行小说和民间传说中，早期的医学文献就记载了人们会变成动物的案例。公元 7 世纪，在亚历山大行医的保罗斯·艾吉内塔（Paulus Aegineta）认为，这些患者可能具有抑郁质，或者说是黑胆汁分泌过量。到了中世纪时期，人们倾向于认为这是一种黑法术，甚至是魔鬼让兽人发出野兽般的嚎叫，想吃生肉并攻击其他人类。

那到底是什么导致了这种疾病呢？一种可能的解释是，当时治疗其他症状的某些药膏可能会有副作用，让人一直有刺痛或者针扎的感觉。这种感觉可能被认为是皮肤里的毛发在生长，就被当成了人变身成动物的"证据"。

某些历史学家提出罪魁祸首可能是食用了某些药用植物，如罂粟花或天仙子—— 一种类似于有毒颠茄的植物。在 17 世纪，草药医师会使用天仙子作为镇静剂，治疗风湿性疼痛和牙痛。我们现在知道，这些疗法可以引起逼真的幻觉。很多记载表明，在食用这些草药之后，人们会以为自己变成了豹子、蛇或某种神兽。

后来人们尝试了各种对策，包括饮用醋、放血疗法，还有最夸张的是用银制子弹射击。

最著名的一个狼人案例是在 17 世纪初期的让·格雷尼尔（Jean Grenie），来自法国朗德省一个 14 岁的男孩。格雷尼尔吹嘘自己吃了 50 多个孩子。他说他会用四肢在地上行走并想吃生肉，尤其是小女孩的肉，他声称"很美味"。[①]格雷尼尔最终被判处了绞刑，然后尸体被焚烧。但执行之前，当地的调查机构派去两名医生对他做了检查，他们最后认定格雷尼尔得了"一种被称为变狼狂的病，是一种由邪灵引发的让人妄想的病症"。[②]于是格雷尼尔没有被处决，而是被送到了一个修道院。

到了 19 世纪中叶，人们终于找到了一个合理的解释。外科医师们定论这不是一种灵异现象，而是一种精神疾病。在过去的一个世纪里，临床变狼狂的定义渐渐变得更为宽泛，病症包括任何变身为动物的妄想。有报道称，有的患者认为自己变成了狗、蛇、鬣狗，甚至是蜜蜂。而这种疾病非常罕见，荷兰帕纳希雅精神病研究中心的精神医师简·德克·布洛姆（Jan Dirk Blom）搜索全球记录，在过去的 162 年中只有 13 个被证实的患者妄想自己是狼人的案例。

我对这种不同寻常的病症一方面很好奇，另一方面又感到些许不安。莎朗和鲁本让我认识到每个人对世界的看法不尽相同，西尔维娅让我了解到人人都能体验到幻觉。但这种病似乎更加夸张：我们的大脑是如何对自己的人形都不屑一顾的？一个人怎么能相信自己没有手和腿，而长了爪子甚至翅膀？我不禁好奇，对着镜子看到一只野兽正在看着自己是什么感觉？这种病能让我们认识到大脑是如何看待我们躯体的吗？

正如布洛姆的调查显示，临床变狼狂的病例非常少，所以我没有期望能遇上任何患者。不过我还是会不定期地询问专科医生和精神科医生，看看他们有没有遇到这样的病人。很快我就发现，临床变狼狂并不是一种独立的疾病，而往往伴随其他常见精神病一起出现，比如精神分裂症。我接触的大多数医生都说他们从来没遇到过这种病例，只有一个人，阿联酋大学的医学与健康科学院的院长哈姆迪·莫塞莉（Hamdy Moselhy），接触过这种病例。事实上，他是全世界少数几位不止一次治疗过这种疾病的研究人员之一。

哈姆迪遇到的第一起临床变狼狂病例，还是在 20 世纪 90 年代初，他在英国伯明翰诸圣医院担任注册员的时候。他在那里见到了一名 36 岁的男子，他几年前因为在汽车道上徘徊而入院，之后一直表现得很奇怪。这个病人在地上爬行、吠叫，还会吃街上的呕吐物。他对医生说自己是一只狗，还听到声音告诉他要做狗应当做的事情，比如喝厕所马桶的水。[3]

当我第一次和哈姆迪谈话时，他告诉我："我当时从没听说过还有这种表现的精神病，我以为他可能是犯了罪装成这样来逃避。"他跟他的主管谈了这件事，主管让他去了解一下临床变狼狂。哈姆迪搜索了所有医学文献，如饥似渴地研究过去的那些案例。

他发现有个案例描述了一名 34 岁的女性。她来到急诊室就诊时非常焦躁不安，突然间她开始像青蛙一样跳来跳去，呱呱叫，伸出舌头好像要抓苍蝇一样。另一个案例描述了一个女人总有种奇怪的感觉，觉得自己变成了一只蜜蜂，变得越来越小了。④

2015 年下半年，哈姆迪给我发来一封电子邮件，说他有一个名叫马塔尔（Matar）的病人，这些年反复受到临床变狼狂的困扰，有时连续几个小时他都认为自己真的变成了老虎。但现在他的情况已经得到控制，而且也愿意和我谈这件事。最后他问我："你要不要来阿布扎比和他见面？"

*

现在还是早上 9 点，温度就已经飙到了 44℃。坐在舒适的有冷气的出租车里，窗外炫目的摩天大楼一闪而过。远处的地平线上，屹立着巨型棕金色圆顶的谢赫扎耶德大清真寺——阿联酋最大的清真寺。当我们一路向西行驶到城郊时，周围不再是宏伟的建筑，而是一排排破旧的小商店。我们转入一个由棕榈树间隔的宽阔的高速路上，周围的建筑物突然消失了，仿佛进入了一个隐形的边界。两边的景色变成了一片荒芜，只有沙丘、怪树和偶尔的骆驼队。

就在这样的景色中，我们又开了一个小时。

当我看着沙丘出神时，司机艾木哲德突然说道："艾因当地的村民都是非常淳朴的人。"一下把我从恍惚中唤醒。我环顾四周，注意到旁边的道路多了些绿色。

也许当地人会把自己当成乡下人，但艾因事实上是阿联酋的第四大城市，距阿曼边境不远。由于这里有很多公园和绿树成荫的大道，有时它也被称为花园城市。

沿着某一条街走下去就到了艾因医院，艾木哲德停下车，我一跃而出。像是打开了烤箱一样,空气中的热浪袭来,于是我快步走进眼前的空调大厦里。接待我的是哈姆迪和拉菲亚·拉希姆(Rafia Rahim),一位柔声细语却思维敏捷的专科医生。我们3人往主楼走去,我问拉菲亚马塔尔今天怎么样。

"他身体还好,"她说,"但从早上开始他就一直有点焦躁。"

宽敞的走廊里人来人往,马塔尔就坐在靠墙的一把椅子上。他穿着传统的阿拉伯长袍(一种长长的白衬衫的传统服装),带着白色头巾。他大概45岁,但眼底的黑眼圈让他显得比实际老一些。他浓厚的黑色胡须已经开始变灰,胖乎乎的脸颊上有不少褶皱。

当哈姆迪热情地向他打招呼时,他从座位上站起来。

"这是海伦。"哈姆迪说。我伸出手,马塔尔轻轻地握了一下。

我们一行穿过医院走到一排空旷的办公区。在走廊尽头是一间小小的会议室,里面有一张桌子和四把椅子。哈姆迪让我们坐下,自己去拿了一些水。马塔尔选择坐在离门最近的椅子上,而我坐在他的斜对角。拉菲亚留下我们去她的办公室拿东西。

就剩我们两个人时,我对马塔尔微笑致意,感谢他到医院来跟我见面。他盯着我看了一会儿就将头转向一边,看上去有些困惑。我问他感觉怎么样,他似乎没明白我说的话。我知道马塔尔的英语不太好,但我以为他还是能听明白一点点。我微笑着然后向门口的方向点点头。"那咱们就等哈姆迪来吧。"

我俩静静地坐在那里,我回忆着马塔尔的情况。他16岁时被诊断出患有精神分裂症。当时,他需要经常在当地的精神病院入院治疗。有一次他打电话告诉警察有人袭击阿联酋,因为当时他出现了炸弹爆炸的幻听和幻视。警方甚至为这通电话派出了军队，后来马塔尔也因为提供虚假情报被捕。

成年后，马塔尔告诉他的医生自己除了经常出现幻觉，有时在夜晚他会变身成老虎。他说能感到自己的手脚上开始长出爪子，而且他会在房间里咆哮。当他变身时会把自己锁在自己的房间，因为他担心一旦到外面去会吃人。他之前跟哈姆迪讲过。一次他在理发的时候突然觉得自己变成了老虎，他当时从椅子上跳了起来试图撕咬他的理发师。

精神分裂症通常被认为是所有人类疾病中最复杂的病症之一。约1%的人群会受到这种疾病的困扰，常见症状包括偏执、幻觉、思维混乱和缺乏主动性。目前我们仍然不清楚它的具体成因，但遗传因素占有很大比重（患者的直系亲属患有这种疾病的风险比一般人高得多），心理创伤和滥用药物等环境因素也是致病的显著诱因。

一些遗传学研究认为，精神分裂症可能是由22号染色体突变所致，其中一段已知区域在神经细胞的发育和成熟过程中起到重要的作用。日本理化研究所脑科学中心的研究人员们从突变人群中获得他们的干细胞，用以培养神经细胞。研究人员发现与没有突变的干细胞相比，突变体产生了较少的神经细胞，而且迁移的距离更短。[⑤]这个发现说明，突变体可能导致早期的神经系统生长发育异常，从而会影响到大脑各个神经网络之间的交流。

由于精神分裂症的症状非常广泛，我们难以断定是哪部分的神经网络受到的影响最大。但近年来有理论提出，可能是负责区分自我和外界信号的某一部分神经网络受损，导致了疾病的某些症状。

我们通常很少留意这个问题。对大多数人来说，我们本能地就知道伸腿时是自己的腿在移动，或者讲笑话时听到自己说话。但我们之所以能得出这个结论，是因为大脑可以从自身行为来预测出感官刺激，从而让我们感觉到自己能够控制自己的所说所为。自 20 世纪 80 年代末，伦敦大学学院的克里斯·弗里斯（Chris Frith）和他的同事一直在致力于发展一种理论模型用以阐述这种操控感是如何产生的，以及用它来解释精神分裂症的某些症状。[6]

让我们来举个例子：你可以试着抖动一下自己的腿。要做出这个动作，你的运动皮层，位于顶部的一个脑区会向腿部的肌肉发出信号让它们前后移动。根据弗里斯的模型，与此同时这个信息的副本也被发送到其他脑区，从而创建了对即将到来的运动的心理表征，也就是说对这个行动的后果做出了预测。一旦你的腿摆动，从腿移动的视觉图像到皮肤肌腱关节摩擦产生的触觉，以及由此产生的所有感受都会和这个预期做比较。如果二者匹配，我们就会对自己的行动产生出操控感。

当大脑处理这些自体感觉时，不会像对外源感受那么敏锐。这种适应性是非常巧妙的设计，因为它意味着当我们碰触自己的手臂时，不会像被别人突然抓住那样吓一大跳。同理，当我们讲话时，大脑会把命令声带运动的指令副本发送到听皮层。在我们说话几百毫秒之后，我们的听皮层就受到了抑制。而当你听到别人说话时，这种情况就不会发生。这表明大脑会根据你的声带运动对发出的语音进行预测，并将其与传入的声音比较。如果二者匹配，声音就会被认为是你自己发出的，然后被适当地忽略掉。

不可思议的大脑

但如果整个系统的任何一部分出现了问题，不论是交流不畅还是时间不匹配，我们就不能把自己的意图和行为及感官效应进行有效的关联，从而使大脑认为事情的发生另有原因。

2016 年，法国里尔大学的安娜—劳尔·勒梅特尔（Anne-Laure Lemaitre）和她的同事们专门验证了这个理论能否解释精神分裂症。这是一个非常简单的实验，你在家里就可以尝试。你只需要脱掉上衣，把左臂向上伸展开来，然后用右手伸到左腋下给自己挠痒痒。很可能这完全没用——我们很难让自己觉得痒痒。这是因为我们的大脑对右手的后果做出了预测并抑制了对此的反应。感到痒痒的必要条件——悬念和意外感——已经不存在了。但是，当勒梅特尔测试那些精神分裂症状的人群时，他们发现与正常对照组相比，这些人更容易感到痒痒。⑦这个结论支持了解释精神分裂症的理论，因为这些患者不能有效地预测自己行为产生的感官效应，有可能导致他们不能区分自身行为产生的感受和外界带来的感受。

另外，在精神分裂症患者中还发现，他们识别预测自己声音的机制也出现了异常，使得大脑无法轻易区分内源和外源的声音。由此不难想象，这些异常也可能让一个人认定他们不能控制自己的行为，或者内心的独白并非来自本身，而是来自其他地方。

哈姆迪为每个人拿来一小壶水，把我的思绪带了回来。他在我旁边坐下，不久之后拉菲亚也回来了，她在桌子后面的椅子上坐了下来。

当我感谢马塔尔当天专程来到医院时，哈姆迪帮我翻译了这段话。马塔尔本来没必要来，他平时和妈妈、妹妹住在离这里不远的一个村庄里。为了和我见面，他特地一个人来到这里。

我问马塔尔他是否愿意给我讲讲他的故事，他长大的地方，他有没有成家。他想了一下就温柔地回答说他有妻子，但他马上又变得犹豫不决。我之前读过变狼狂的患者经常会感到拘谨，所以我转向哈姆迪对他说："请转告他，如果他不愿意就不需要回答我的问题。"

这时马塔尔突然面部抽搐起来，仰面朝天还发出了怪叫。我一时惊慌失措，片刻之后才意识到他是在哭泣。他仰着头看向天花板，肩膀上下起伏着。拉菲亚拿起一盒纸巾递到桌子对面。马塔尔擦干了泪水并向我道歉。他说自己伤心是因为他还有两个孩子，但自己再也不能去见他们了。他只记得其中一个大概 14 岁，另一个 8 岁。他已经记不太清楚了，因为自己很长时间没能看到他们了。

他说："我的妻子不希望他们看到现在的我，她带着他们住在很远的地方。"

哈姆迪转向我解释到，在马塔尔开始出现变狼狂症状之后，他的妻子就带着他们的孩子离开了，因为她认为他可能会伤害到他们。我点点头，虽然不能用语言表达，我试着通过我的行动向他表示同情。

过了一会儿，哈姆迪问马塔尔还愿不愿意继续接受采访。他做出了肯定的回答，于是我接着问他症状是从什么时候开始的，他还有什么感觉。

他说："最开始，我的精神分裂症是一些幻视。我看到一些人走来走去，但他们其实并不存在。我能感觉到他们，男人、女人和小孩抓住我的腿，后来我摔倒在地上。"

随着时间的推移，他的幻觉愈演愈烈。"我感到那些人开始控制我的谈话，他们能读懂我的思维。他们也不允许我说话。"

突然，马塔尔停了下来用非常奇怪的眼神看着我。他对哈姆迪说了什么，然后手指朝我的方向虚晃了一下。

我看向哈姆迪。

"他说因为你是英国人，他觉得你很可疑。"

"为什么？"

哈姆迪转向马塔尔让他说说他的理由。"我们说了太多英语，"哈姆迪说，"这让他很焦虑。"

接着他俩用阿拉伯语聊了一会儿，谈完之后马塔尔似乎平静了下来。他说他实际上非常喜欢英国。他告诉我他曾获得了去英国大学的奖学金，但还需要学习英语。他说希望有一天可以去英国读书。

他看起来放松了不少，于是我问他能不能说说他当时觉得自己变成老虎时是什么感觉。马塔尔想了一会儿，然后指着自己的头和脖子说："我能感到自己的头脑和身体都发生了变化。"

他卷起袖子露出自己的手臂，揪了一下自己厚厚的黑色汗毛，让它们竖起来。

"当我感觉要变身时，所有的毛发都会竖起来，全身毛发都竖立起来。然后我感到全身和胡须上都有一种针刺般发痒的感觉。左腿最先感到疼痛，接着是右腿，最后是手臂。然后全身会有一种触电般的感觉，然后我就觉得想咬人。我完全没法控制自己，只知道自己变成了一只老虎。"

第 6 章　马塔尔：化身为虎

他突然停下来摸摸自己的喉咙，然后直勾勾地看着我说起了阿拉伯语。

我望向哈姆迪，他看起来也十分困惑。"马塔尔说他现在就有这种感觉。"

媒体常常把精神分裂症患者描绘为一些有暴力倾向的人，但事实上，这个指控并没有科学依据。就职于约翰·霍普金斯大学彭博公共卫生学院的伊丽莎白·麦金蒂(Beth McGinty)和她的同事分析了1995年至2014年的新闻报道，他们发现所有关于精神疾病的新闻报道中，有40%强调了精神病与暴力之间的关联。然而这与实际生活中精神疾病患者的暴力率完全不符。

举例来说，在英国，精神障碍相关的凶杀案在1973年达到顶峰，之后一直在稳步下降，到了2004年(分析数据的最后一年)比率为千万分之七。相比之下，同期的凶杀案总数一直在增加，在2004年达到峰值：每1000万人中有150人死亡。[8]

对于公众媒体和法律制定者来说，这种误认为精神病是暴力根源的想法很危险。不可否认的是，精神病确实可以导致暴力，比如闹得沸沸扬扬的暗杀美国政治家加布里·埃尔吉福兹(Gabrielle Giffords)的行动是由贾里德·李·拉夫纳(Jared Lee Loughner)所为，后来他被诊断为偏执型精神分裂症。然而大多数暴力行为并非由精神分裂症的幻觉和偏执所致，而是愤怒和其他情绪问题——吸毒、酗酒的结果。麦金蒂说，大多数精神病患者对待他人并没有暴力倾向，而且大部分暴力并非由精神疾病引起。

想到这些，我心安下来。我打算听从哈姆迪和拉菲亚的指示。他们正在低声地和马塔尔说话。他们让他放松下来，在这里大家都是朋友，没必要感到焦虑。

马塔尔似乎正在与身体中的某种力量做斗争，房间安静得像是过了好几分钟。突然间他抓住了自己的双腿。

"你是觉得自己想要攻击别人了吗？"哈姆迪打破了沉默问道。

马塔尔抬起头看着他。

"你是怎么知道的，你会读心术吗？"

哈姆迪向他保证自己无法读懂他的想法，只是单纯地在询问他的感受。

马塔尔用充满怀疑的眼光看着他，然后用阿拉伯语说了些什么，让哈姆迪笑了起来。

"发生什么事了？"我问道。

"马塔尔问我是不是他认识那个真正的哈姆迪。他怀疑我可能是个冒牌货，因为他说自己记忆中的哈姆迪很胖。"

马塔尔点了点头。他说："我认识的哈姆迪非常胖"。

我看着哈姆迪皱了皱眉头。"哈，他是对的，"他微笑着说道，"我有一年左右的时间没见到马塔尔了，上次我们见面时我真的很胖。"

哈姆迪向马塔尔解释说他最近瘦了很多，而且马塔尔肯定也认出了他和拉菲亚两个人。

"我认识的哈姆迪更善良。"马塔尔说。

哈姆迪微笑着又和马塔尔聊了一会儿，他问他是要继续还是结束谈话。突然间马塔尔的肩膀完全放松下来，目光也变得更加集中起来。

"好，我们继续吧。"他说。

我深吸一口气，问马塔尔是哪些特别的想法让他觉得自己是只老虎，而不是一只猫或别的什么动物。

马塔尔没有回答我的问题，却说："我觉得你正在啃我的腿，就像吃肯德基的鸡腿一样。我觉得你像头狮子，在你攻击我之前我要先出击。"

我一下紧张起来。看来事情并没有好转，马塔尔显然旧病复发了。他突然深吸了一口气，把头埋到膝盖里，从嘴里发出一声深沉得让人难以置信的咆哮声。

我的笔旋在空中，开始想象在这种情况下捕食者和猎物会怎么做。哈姆迪坐在我的左边，门在我的右边。但我不想轻举妄动，我不想吓到他。马塔尔放在腿上的双拳紧握，而手指开始慢慢弯曲，好像有爪子长出来一样。他是在对我咆哮，而哈姆迪想说话时，他又向他咆哮起来。

"你要袭击我们吗？"哈姆迪问道。

"对，你们仨。"马塔尔说。

两位医生对视了一下，立刻开始用英语和阿拉伯语对他说话。

"放松点，马塔尔，没关系。你知道我们是谁，为什么咱们在这里。你想和海伦谈谈你的病情，还记得吗？"

马塔尔点点头。他似乎尝试和自己的冲动做斗争。他深吸几口气，突然又清醒了过来。他说自己需要抽支烟。拉菲亚从桌子后面站起来带着马塔尔走出房间。随着马塔尔的离去，我转向哈姆迪问他对刚才发生的一切有什么看法。

"我觉得他可能没有在坚持服用他的药。"哈姆迪答道。他说，为了稳定他的病情，马塔尔本来一直在服用几种抗精神病、抗抑郁和抗焦虑的混合药物。"也许发生了什么事，让他最近没有服药。我想我们在这个房间里不是很安全。"

我表示同意并建议采访到此为止。但哈姆迪并不这么认为，他说我们只需要换到一个更大的房间。

"如果有必要的话你可以坐在门边，这样万一出了什么事你可以先跑出去。"

我绝对不想让马塔尔的病情因为采访而恶化，但我听从了医生的建议，因为这对于哈姆迪和拉菲亚来说也是一个难得的机会，可以更好地了解马塔尔的病情和病因。于是我们换到一个大的会议室里，摆了几排椅子。

在我们等他们回来的时候，我问哈姆迪为什么马塔尔的精神分裂会以这种变成老虎的罕见形式表现出来？为什么这会发生在他身上，而非其他病人呢？

哈姆迪说这可是个价值连城的问题。他说："一定是有什么不一般的原因。这些变狼狂的患者认为自己的身体不是人形，而是各种动物。我们都对此非常惊讶。"

也许我们无法通过研究变狼狂的患者来直接找出答案，毕竟这些患者的人数太少了，但这并不意味着我们无法取得任何进展。就算没有得这个病，你也可能感到自己正在变身或出现了某些变化。其实有各种奇怪的病，有的让人不喜欢自己身体的某一部分，有的是截肢之后出现了幻肢，还有的觉得自己变小或者变大了。也许其中的一些病例能给我们提供一些线索，让我们更好地理解马塔尔的症状。要想了解这些，我们要先回到 1934 年的外科手术台上，一名剃光头的年轻男子正躺在那里，他神志清醒，但大脑却被打开了。

*

怀尔德·潘菲尔德将一根极其细小的电极插入年轻人的大脑表面。他按了一个按钮，使一股微小的电流穿过金属电极，下面的大脑表层微微颤动了几下。

"你有什么感觉吗?"他问病人。

"我的下巴有点刺痛感。"他说。

潘菲尔德的助手把结果记录下来，然后标记了刚刚被刺激过的脑区。潘菲尔德把电极移动了1厘米再次重复了实验，这次患者感到大臂被触摸了一下。

我们在第1章提到过潘菲尔德，那时他通过刺激海马体附近的脑区触发了病人的回忆。而这次他在鉴定患者的哪些脑区会引发癫痫需要切除，哪些组织是健康的他应该避免。当他做这种手术时，通常会先找出中央沟，这是一个位于大脑顶部的明显凹陷结构，它将额叶与顶叶分开。在这个标示性结构的前面就是条状初级运动皮层，这里某些神经细胞会向下伸展到脊髓，与直接控制肌肉的运动神经细胞相连。而中央沟的后面就是顶叶，其中包含一个相似的条带结构，被称为初级体感皮层，那里的细胞会接收来自身体各处的触感信息。当潘菲尔德刺激到初级运动皮层时，他的患者就会感到特定的肌肉在动。当体感皮层被刺激时，患者会产生被触摸的感觉。[⑨]

经过数百次类似的操作，潘菲尔德绘制出了一份触觉与肢体运动的脑神经图谱。在这个过程中，他发现躯体以相应的顺序映射于大脑中，也就是说，在现实中相邻的躯体部位在大脑中也是相邻的。因此，大脑感受皮层中引起大腿触感和引起小腿触感的区域相邻，而这些区域又与负责脚踝、脚底、脚趾的区域相邻。

潘菲尔德描绘的这些身体图谱又被称为"小侏儒"——这是一个怪异的深蹲着的小侏儒，有着巨大的手掌、手指、嘴唇和舌头。这个畸形的侏儒代表了大脑中分配给不同躯体部位的区域大小与实际的躯体大小并不一致，而是与控制那里的神经末梢的发达度成正比。比如，"感官侏儒"之所以有着不成比例的巨大嘴唇和手掌，是因为嘴唇和手掌的触觉非常敏感，在大脑中占有很大的空间。感官侏儒的躯干和上臂等区域很小，是因为那里的神经末梢较少，因此占用的空间也很小。

这些大脑图谱对我们非常重要，它能让我们了解身体各处的感受，并且随时随地掌握自己躯体的位置。这听起来可能有点怪——也许你以为自己知道躯体的感受是因为可以看到它——但事实上视觉信息并不是感知躯体的唯一方式。

闭上眼睛把手伸出来，试着触摸自己的鼻子。尽管无法看到自己的身体，你仍然可以做到这一点，那是因为你的身体表征模型已经植入在大脑里了，科学家有时把这称为自体体感。要生成这个表征模型，不仅需要潘菲尔德的运动和感官图谱，还需要处理关节动作的本体感受图谱。而这些图谱并不是一成不变的——它们时刻都在更新，让你能自然顺畅地感受到自己的身体在哪儿，有什么感觉，在做什么。比如当你体重增加时，你看到的凸起的肚子以及来自皮肤和肌肉的感受会让大脑更新你的身体表征模型。尽管一些证据表明上顶叶参与了身体表征模型的建立（有的中风患者这个区域受损时不能识别自己的肢体），目前我们还没有搞清大脑中确切的产生位置。我们知道的是，这些身体图谱的相互交流最终产生了与实体匹配的自体感觉。而当这个系统出错时，我们就会觉得有点不对劲儿了。

比如说幻肢。美国神经学家塞拉斯·威尔·米切尔(Silas Weir Mitchell)于1871年首次提出这一概念。幻肢现象是指一些截肢患者仍然能感到失去肢体的存在，有时甚至感到疼痛的情形。在圣克鲁斯德特内里费战役期间，尼尔森勋爵失去了右臂。后来他将失去肢体之后的疼痛感认为是"灵魂存在的证据"。他说，如果一只手臂可以在实体被破坏后存活下来，那为什么整个人不行呢？

我们现在知道这并不是一个灵魂存在的证据，但也是一种非常奇特的现象——神经的可塑性，或者说是我们一生中大脑可以不断变化的能力。当有人被截肢之后，曾经接受失去肢体信号的脑区就被闲置了。而大脑不喜欢浪费宝贵的资源，所以当一个肢体被移除之后，身体其他部位的映象会迅速侵占那个位置。这就是为什么会出现幻肢，之前负责处理手臂触感的脑区现在可能被处理面部信息的神经细胞接管了。这样就会觉得截肢手臂被碰触，而实际上被触摸的是面部。

这些幻肢往往会产生疼痛感，比如幻肢手臂可能会感到麻木或者被卡在握紧的拳头里动弹不得。这可能是因为运动脑区还在试图向缺失的肢体发送命令而没有得到任何反馈。这些混乱的信息让大脑感到幻肢可能是瘫痪了。而一个简单的技巧几乎立刻就能缓解这种疼痛：把一面镜子放在患者的幻肢和完整的肢体之间，这样从镜子里看起来就像是有个和幻肢一模一样的复制品。松开拳头或者动一动完整的肢体就能让人产生幻肢正在做同样动作的印象。通过这种方式，人们可以缓解疼痛甚至使幻肢完全消失。

而我们不需要真的失去肢体就能体会一下有个幻肢在身体表征模型中是什么感觉。你只需要一个充气的橡胶手和两个小刷子，先把这个橡胶手放在面前的桌子上，用一块木板或纸板把自己的手遮住。然后请一个朋友反复用刷子刷橡皮手，同时用另一把刷子刷你的真手。一旦成功，你就会感到橡皮手真的就属于自己，而且能直接感受到毛刷的触感。

这只是最著名的一个例子，还有很多其他实验表明我们身体的表征模型可以被轻易地改变。2011 年，维莱亚努尔·拉马钱德兰和他的同事报道了一种称为截肢癖的新病症，患者虽然在其他方面都非常理性，却不能自已地想要切掉自己健康的肢体。拉马钱德兰的第一个患者是一位 29 岁的男子，据他回忆，自己从 12 岁就开始有想要截断右腿的强烈愿望。他说这条腿让他觉得"过度完整"，他就是不想留下它。他承认这种感觉不正常，但在距访问拉马钱德兰一个月之后，他往自己的小腿上倒了干冰，由此迫使外科医生为他截肢。

许多医生认为这是病人引起他人注意的一种方式，或是过早面对截肢者而产生的一种心理创伤。但拉马钱德兰认为，这更像一种有待理解的大脑生物学机制。

"当我们要求这些患者在他们希望截肢的地方画一条线，然后让他们一个月后再画一次，这条线位于同一个地方，"他当时告诉我，"这种精确度很难被解释为某种强迫症行为。"

为了进一步论证他的观点，他还与加州大学圣地亚哥分校的神经科学家保罗·麦克乔克（Paul McGeoch）一起对四个截肢癖患者做了一个简单的实验：他们在碰触患者的腿部时扫描了每个人的大脑。

结果非常出人意料：当碰触被试者的"正常"腿或截肢部分画线之上的部分时，他们的右脑上顶叶有明显的激活。而碰触他们想要截肢的部分时，这个部位的神经活性没有任何变化。保罗团队认为，右脑的上顶叶是大脑中综合不同类型感受输入的理想位置，从而创造出统一的自体体感。他们提出，在某些非常情况下，有人感觉到肢体被触摸而触觉不能融入他的身体表征模型，这时就产生了截肢癖，因为他们想要排除属于异己的部分。[10]

有趣的是，类似的原理可以解释为什么跨性别者经常对自己本身的性别感到不满。最近，加利福尼亚大学圣地亚哥分校的劳拉·凯斯（Laura Case）和她的同事招募了 8 名被试者，他们是具有女性的解剖学特征但又有强烈的意愿成为男性的跨性别者。作为对照，他们还招募了一组非跨性别的女性。为了比较他们大脑对性征器官的处理方式是否一致，凯斯和她的团队在碰触每个被试者的手或乳房时扫描了他们的大脑。果然，在对照组里碰触手或乳房都会导致顶叶的相应区域被激活。但是在跨性别组中，大脑对乳房触摸的反应要显著低于手的碰触。[11]

在这两项研究中，我们都遇到"先有鸡还是先有蛋"的问题，因为我们无法断定大脑中显示的差异是人们对特定身体部位产生厌恶的原因还是结果。尽管如此，这两个实验都明确地展示出我们大脑内部存在着一个身体表征图谱，而且大脑顶叶在这个图像生成的过程中起到了重要的作用。那么这些发现能够解释变狼狂症状的产生吗？

早期的一些观察表明是有可能的。1999 年，哈姆迪遇到了一位 53 岁的病人，患有癫痫和严重的抑郁症。很长一段时间以来，她不能自己地感到自己长出了爪子。脑部扫描显示她的顶叶一侧有组织受到了损伤。这个结果表明，当变狼狂患者感到自己在变身时，他们的大脑可能确实感受到了这些变化。

同时我们还知道，精神分裂症患者更容易产生体感幻觉，比如前面提到的橡皮手的小把戏。脑部成像扫描表明，这可能是由于大脑中储存躯体表征的信号较弱，而对来自视觉和运动皮层的感官信息有更强烈的依赖性。也就是说，在某些极端情况下，长出的爪子或动物的面部等视幻视能够轻易地融入我们的体感表征模型中。

可惜对马塔尔的脑部扫描目前尚未发现任何异常。当然这并不意味着一切正常，和我讨论过这种病情的几位医生一致认为，未来更好的神经成像技术和更高的分辨率将有助于揭示出变狼狂和其他精神分裂症的成因。

"现在有多种假说和一些解决方案，但如果想得出任何可信的结论，我们还需要对更多患者进行扫描，并做更大规模的研究。"哈姆迪说，"而在现阶段，我们会继续治疗马塔尔的精神分裂症，并希望这能缓解他的变狼狂症状。"

*

回到艾因的医院中，拉菲亚带着马塔尔和 3 位年轻医生进到我们所在的会议室。在马塔尔抽烟的时候，拉菲亚了解到他的母亲带着他的妹妹去了印度。因为他的妹妹也开始出现精神分裂症的迹象，所以她去了一家专门的诊所进行检查。拉菲亚也认为马塔尔没有在服用药物，再加上母亲的离去引起的焦虑进一步加剧了他的症状。

马塔尔走进会议室的时候精神状态看起来有所好转。他在前排的座位上坐了下来。"我们继续吧。"他看着我说道。

我朝他微笑致意，又让他讲讲当有这种变身的感受时是怎么知道自己是老虎而非其他动物。

这次他立即流利地做出回答。

"我不知道自己是怎么知道的，我只知道我就是老虎。我还听到自己周围有很多声音，说我糟透了。他们嘲笑我，还说我是垃圾，我不配做人。有一阵我觉得周围有一头狮子，有时它会攻击我，从后面抓住我的脖子。我没法逃离这种痛苦，我能看到自己被攻击的地方流出许多鲜血。"

"你觉得自己有办法保护自己吗？"

"完全没有，"他摇了摇头，"我无法让自己免受狮子的攻击。它比我强大得多，所以我觉得自己必须先出手。"

"每次这种感觉会持续多久？"

"有时只有几分钟，有时长达几个小时。"

哈姆迪突然打断他问道："你最近有这种感觉吗？还是只有今天早上才出现？"

"从昨晚就开始了，"马塔尔说，他看起来有些急躁，"我当时在床上突然就有这种感觉，于是我锁上门把毛巾盖在头上用床单把自己裹起来，这样我就不能动弹或者乱跑了。"

他说曾经有一次，当他还是无法抑制他的冲动时，他就会在鞋子上贴上水泥块，让自己的脚非常沉重而无法四处移动。

"我只想尽量阻止自己伤害到其他人。"

"当你感觉变成老虎的时候，有没有照过镜子？"我问道。

"有的，"他说，"当我感到自己变成老虎时，我照镜子会看到两样东西：自己是一只老虎，还有一只狮子抓住了我的头和脖子。我完全不能理解看到的一切，只觉得非常可怕。"

虽然他今天的表现不正常，但医生们并不认为马塔尔会对他人构成危险。他的药物也一直使他能够进行正常的社会活动，并安全地生活在当地社区。

"我们愿意让他住在家里，他在那儿能得到家人和社区护士的照顾，"哈姆迪说，"和英国的文化不同，这里的人们非常重视家庭对病人的看护。"

我又转向马塔尔："除了服用那些药物之外，你还有什么办法能阻止自己的妄想发生吗？"

"我总是穿白色衣服，"他说着，指了指自己的白色全袖长袍和头巾，"这让我感到平静。在我看来白色是一种和平的颜色，它能缓解我那种奇怪的感觉。"

但刹那间气氛又变了，马塔尔突然发出大笑。他伸出手弯起手指关节，并低下了头甩掉了鞋子。接着他抓住自己的左腿，并露出痛苦的表情。

突然，咆哮又开始了。

"我觉得咱们得走了。"坐在我旁边的医生说。另一位医生问马塔尔要不要吃些药来缓解一下他的焦虑，他点点头，瞥了一眼房间就离开了。

我很希望自己可以在结尾补充说，马塔尔现在痊愈了，药物鸡尾酒疗法和心理治疗帮助他彻底消除了那些妄想。不幸的是，事实并非如此。回家几个月后，我给拉菲亚发了封电子邮件，请她把我的便条翻译给马塔尔并感谢他接受采访。我也想知道他后来怎么样了。拉菲亚很快回了信，她说马塔尔在采访当天的行为显示出比较严重的复发，后来他的病情多次反复并入院治疗。她说目前为止他还没有恢复到正常的功能水平。

也许马塔尔的大脑非常独特，但我们可以从这个极端的案例中学到很多东西。比如家庭成员的强大亲情和悉心照料，使得这些病人病情能够稳定下来，而不需要长期住在看护所。正是从这些变狼狂患者和其他躯体体感症患者身上，我们了解到自己的大脑一直在孜孜不倦地工作着，让我们能时刻产生这种被认为理所当然的感觉：一个属于自己的身体。

第 7 章

露易丝：浮生若梦

07

我想先问个问题。

你是谁？

这似乎是个非常简单的问题，可以有多种答案。当我们考虑自己是谁的时候，常常会从别人的角度来看待这个问题。我可能会把自己描述为一个记者、一个女儿、一个朋友、一个妻子、一个詹姆斯·邦德的粉丝。但是还有什么构成了"我"？马塔尔的故事告诉我们，身体也是"我"的一部分。我的身材还算是高挑的，我的脚很大。

但在身体里，还有我的其他方面。"我"还拥有情感、记忆、想法、观点和身体的感觉，这些都是构成"我"的一部分。我在镜子里看到的身体每天都在变化着，但那身体里面的人是不变的。科学家喜欢称其为"自我意识"。这种思想和感觉的连续性似乎是永久不变的，但事实并非如此。

瑞士哲学家亨利·弗雷德里克·埃米尔（Henri Frédéric Amiel）在他的日记中描述了一种奇特的感觉："我审视自身的存在，就像自己已经死后升天，或者说是来自另一个世界；一切都如此陌生；仿佛我已经出离了自己的躯体和意识；我的人格被解体剥离出来，四处飘泊。这就是发疯的感觉吗？"[1]

这些感觉后来被定义为人格解体障碍——一个人感到与自己的躯体分离开后的状态，觉得环境和内心感受变得不真实，如同埃米尔所说，他们不能把自己的思想情感与自己关联起来。有些人形容他们对自己的感受就像是观看一部电影一样，又或者他们对世界的整体感受都被削弱了。

也许你已经有过类似的一些体验了——一般认为，轻度或者短暂的人格解体在人群中是比较常见的，尤其是压力大或非常疲劳的时候。例如，当你因为时差或者宿醉时那种大脑放空的感觉就被认为是一种短暂的人格解体的体验。一些药物，包括摇头丸，也会让人产生这种感觉。

人格解体的出现可能没有任何明显的诱因，也可能是在经历巨大的压力或者童年创伤之后出现。一些理论认为，这可能是一种保护机制，面对极端危险的情况，我们的自我意识就会从正在发生的事情中脱离出来，用以摆脱感受到的压力。这个观点触动了我的神经，因为它让我想起自己一次短暂的人格解体的体验，那是在我一早开车去看牙的途中。

当时道路潮湿，我家附近的丁字路口堆了许多碎石和落叶。当我在路尽头的转弯处刹车时，车轮开始打滑，车子一路打转冲过了对面的车道，最后撞在了电线杆上。整个过程不仅像是一个慢动作镜头，而且就像是发生在别人身上一样。当刹车坏掉的时候，我清楚地记得有种与自己的躯体脱离的感觉，就好像它不再属于我了。我记得自己当时试着回想驾驶课上教练有没有教过这种情况下应该做什么。当我确信他没有讲过之后，不禁对他的缺乏远见感到不满。然后我想起以前看过的一部电影里，有人在打滑时踩油门，于是我试了一下，但那也没能增加摩擦力。我还记得自己看着对面的车流，想自己会撞到哪辆车。我感到自己眼看着就快到路口了，在想有什么办法可以警告那些毫无防备的司机，当我接近他们的时候我尽量表示出歉意。当我撞上第一辆车并转了 180 度后，我记得自己对安全气囊还没有弹出来感到惊讶，然后试图调整坐姿尽量减小第二次冲击造成的伤害。整个过程就像我的躯体并不完全是"我"，而是我在自己大脑的某处审视着这一切的发生。最后我的车在马路对面停了下来，这个慢动作的灾难片也终于结束了。如果这就是所说的人格解体，那么这是一次极为短暂的经历。当电线杆终于拦住我的车之后，肩膀上的疼痛马上把我拉了回来。但是对于有些人来说，这种人格解体的感觉，这种自我感的缺失可能是一种永久的生活状态。

*

我开车进入一条窄小的后街，道路两旁都是五颜六色的带有露台的房子。外面正下着倾盆大雨，鹅卵石道十分狭窄，即使是我的迷你车，三步倒车也非常吃力。这是位于英国南岸的海滨小镇布莱顿。我锁上车然后跑到屋檐下避雨，这时旁边的房门打开了，一个小孩子对我咧嘴笑了笑。"你是海伦吗？"他问。

我跟着小孩子进到房子里。"有人吗？"我喊道。这时露易丝（Louise）忽现在楼梯的顶端向我招手。起居室里还有两个孩子好奇地看着我。

"嗨，"露易丝明快地说道，"不好意思，到处乱糟糟的。这些不全是我的孩子，有几个是别人家的小朋友。你要喝茶吗？"

这完全不是几年前我认识的露易丝了。我还记得那时侯的我们坐在伦敦市中心的泰特美术馆前，她心不在焉，疲惫不堪，似乎十分紧张。当时的她茫然地凝视着周围的一切，说自己感到像是在戏里，而身边的每个人，包括我，都是演员。她觉得自己完全脱离了这个世界。"我可以听到自己正在跟你说话，"她说，"理性上我知道这是自己的声音，但我完全感受不到它属于我自己，仿佛一切都是不真实的。"

而现在，站在厨房里烧水的露易丝看起来像变了个人。首先，她金色的卷发变成了深棕色，而真正的不同之处在于她的眼神：一年前，她的眼神看起来飘忽不定，现在变得清晰而专注。现在的她自信满满，嘴边挂着微笑，还会时不时对喧嚣的孩子们开几句玩笑。露易丝倒了两杯茶，然后示意我走下狭窄的楼梯。

当我们走到安静的地方时，露易丝说："现在当我再经历人格解体，我不会恐慌不安了，我只是告诉自己这不是真的，只是大脑在作怪，一切正常，这手臂仍然属于我，这房子仍然属于我，然后继续正常地生活。"

她打开门请我进入一个似乎是车库的地方，这是一个装饰风格明快的海岛风情酒吧。"我几年前把车库改装了一下。"她解释道。

屋里摆满了玻璃饰品、香薰蜡烛，还有串起来的灯笼，墙上挂着各样的图腾面具和花环。我们在酒吧座椅上坐了下来，露易丝从头开始讲述她的故事。

第一次发病时，露易丝只有 8 岁，当时她向学校请了病假。

"那天我一早醒来，突然觉得自己像是从别的什么地方被塞进了一个身体里。"她说，"这实在是难以言喻，好像自己才刚刚出生一样。身边的一切都让我感到很新奇，就像是瞬间成了另一个人，一个完全不同的人。你突然会特别清醒地认识到周围的一切，包括自己，而且都感到那么陌生。"

她停顿了一下。"只觉得自己和周围的一切都很生疏。从理智上，我清楚这种变化是不可能的，但这真的就像是行走在一个熟悉的世界，但却不能感受到周围的一切。仿佛自己的身体已经脱离了这个世界，而且这种感觉挥之不去。唉！"

她呻吟道："这实在太难解释了。"

和其他经历过人格解体的人一样，露易丝很难表述自己当时的感受，似乎没有任何有力的比喻能精确地体现出她所感受到的情绪。她再次进行了尝试："这就像是你在观察一个世界，而自己不在其中。"

她最初几次人格解体的经历十分短暂。"我还小的时候，每次发作只有短短几分钟，"她说，"我会感到很慌张，然后就会跑到人多的地方去，但我从没有和任何人讲过这件事。"

"为什么呢？"

"也不知道原因，就是觉得这太奇怪了。我不想让别人以为我疯了。"

这正是人格解体与精神分裂症的不同之处。这种令人不安的感觉并没有伴随着任何的精神异常，只是觉得对自身和周围的感知发生了改变。这些患者永远不会失去辨别真假的能力。

"你永远不会真的相信自己在平行空间里，但这也正是问题所在。"露易丝说，"从理智上，你知道自己所经历的这种异样感不可能是真的，而且你所在的世界也没有突然改变，但还是抑制不住会有这种感觉。这正是它的可怕之处，比丧失理智更难受，就像是个丧失理智但还能思考的人。"

上了大学之后，露易丝的人格解体症开始变得越发棘手了。她一直患有偏头痛，而后某一天她的世界突然变得遥不可及，仿佛自己完全与世隔绝了。她说，自己就像是悬浮在一个世界中，没有任何参与感。这种感觉连续困扰了她好几天。

"然后它开始持续一周，之后更久，最终它一旦开始就不会结束。后来我不得不休学。我一直都处于一种极端焦虑的状态，就像是坐在椅子上后仰马上要摔倒的感觉。而对我来说无时无刻都是这样。我无法忽略这种怪异的感觉，觉得自己简直快要疯了。那一切真是太可怕了。"她说。

尽管露易丝的内心非常痛苦，但她周围的人并没有察觉到有什么异常。因为露易丝的理智使她清楚地知道自己应该如何表现，所以看起来她的行为与常人无异。事实上，在那几年里露易丝感到非常孤独、沮丧和不安。她无数次拜访医生，但他们都对这种奇怪的症状束手无策，最后露易丝患了抑郁症，每天都在焦虑和脱离现实的状态下心惊胆战地生活。

"有几次，"她说，"最严重的时候，我在房间不能听到任何声音。当我处于这种状态时，会感觉周围的一切像是在嘶喊，要引起我的注意。但与此同时，我的整个世界像是发生在一个你无法控制的人身上。这就像过油锅一样煎熬，让人筋疲力尽。"

"那你能不能不去理会这种感觉呢？"我问道，"你能用大脑的理性告诉自己其实一切正常吗？"

"我做不到，"她答道，"跟自己说要'积极思考'就像是给失去一条腿的人装石膏假肢那样生硬。"

她沉默了一阵。"你见过爱德华·蒙克（Edvard Munch）的那幅画吗？"她突然说道，"一个人脸朝着血红色的天空呐喊的那幅，有人说他画的就是人格解体。"

在19世纪，蒙克创作了四个版本的名为《呐喊》（*The Scream in Natare*）的作品。这些版本有的是油画，有的是蛋彩画，还有粉彩，上面是一个像骷髅脸的幽灵般的人物，他双手托腮嘴巴大张，看向画布外。人物背后的天空是血红色的旋涡，远处似乎有水。而两个站在旁边的人似乎对他的痛苦一无所知。当时的表现主义常常会着重描绘他们内心的感觉和情绪，而不是逼真的细节。"画画不是为一把没有生命的椅子写真，"蒙克说，"而是在表达一个人看到这把椅子时的内在感觉。"②

蒙克在《呐喊》框架上的诗里写道："我和两个朋友一起迎着落日在漫步，天空变成了血红色。我突然悲从中来，我停下脚步，感到无比疲惫，在深蓝的峡湾和城市上是一片鲜血和烈焰。我的朋友们继续前进，而我落在后面，在恐惧中颤抖，感到了世界里无尽的呐喊。"③

"这幅画让我有强烈的共鸣，"露易丝说，"画面中的人物和背景都在向你呐喊。这简直和人格解体的感觉一模一样，而且这种感觉一旦出现，你就没有片刻宁静。不仅整个世界变得很奇怪，就连自己的内心深处也是。熟悉的一切都变得异常陌生。一切都分崩离析，甚至自己的记忆也是如此。你亲身经历的一切突然感觉不再属于你，像是把你的过去一抹而光，把你最重要的一切都剥夺了。"

"所以你的记忆感到不再属于你自己了？"

"对，只觉得自己与周围的一切都隔绝开来。自己的回忆，自己的声音。确切地说，我知道这是自己的声音和自己的记忆，但当我处于那种状态时，它们感觉不再属于我了。我知道自己正在控制自己说话，但就感觉像是在拍电影，并没有自我存在感。好像自己被周围的一切孤立起来，而其他的一切都不是真实的。这让你感到非常隔绝和孤独，就像整个世界里只有你一个人真正存在着。"

从我们第一次见面之后又过了几年，露易丝的病情恶化了，最终住进了医院。那时候她刚刚生下了她的第二个孩子。

"怀孕期间我一直有这种奇怪的感觉，而我的病情变得越发严重，直到生产的那一刻。"她说，"最糟糕的一点就是当我要为另一个生命负责时，却连自己的身体都不能掌控。生下小孩之后，我终于觉得放松下来。但当我走进浴室的一刹那，那种怪异的感觉突然间再次袭来，这次是很严重的惊恐发作。就像是整个世界都消失了，一切都变成漆黑一团了。"

露易丝说接下来的两个月都是模糊的记忆。"我记不清在生下孩子之后又回到医院的那段时间了，我再也支撑不下去了。那种感觉一直盘踞在我脑海里最显著的位置，我被它完全控制住了，根本不能思考别的。"

露易丝的丈夫看出她不大对劲儿，但又说不出到底是哪儿出了问题。"大家都在不停地问我是不是抑郁了，我是不是有自杀的念头，等等。我告诉他们就算我真的有任何消极的想法，也只是为了抑制那种奇怪的感觉而已。我刚出生的宝宝还小，我还想继续自己的生活。但这种感觉就像是一场醒不过来的可怕噩梦，简直像在地狱里一样煎熬，我想象不出谁能承受这种痛苦。"

*

和露易丝初次见面之后，我特地访问了一个网站，是专门为人格解体患者交流信息的论坛。[④] 我浏览了其中的一些帖子，有个患者说他会突然感到像是忘了自己是谁，人类应该怎样生活。"我会觉得自己是一个从其他空间来到地球的外星生物，试图装成人类来生活。"他说，"我的大脑里存在一些记忆，但似乎我不能完全相信它，而我的大脑也不会全盘接受或者同化那些想法。"另一个人将他们这些患者描述为"甚至连一个躯壳都算不上，只是一个相框，而自己曾经拥有的一切都不复存在了"。有些人会成天待在家里不愿出门，因为他们不愿和那些不属于自己世界的人们进行交流。而另一个论坛成员则完全相反，他每天要走10英里，但仍然感觉不到任何东西："我有的只是这种该死的麻木感，即使我去任何地方做任何事，我都没有一丝一毫的感觉。"

似乎这些患者会有一种相似的症状，就是某种程度的情绪麻木感。我问露易丝她是不是也会觉得自己对周围的人和环境缺乏兴趣和情绪体验。

"当我用理性思考时，我确实和其他人，比如我的父母和丈夫，有情感上的联系。但当人格解体的症状发作，而他们就在我身边时，我只觉得整个房间就是一部舞台剧，前面的空间就是舞台，所有的人都是演员。所以那时候，我对他们或周围的事物都感受不到任何的依恋或情感。"

对这种奇特的悖论我感到十分震惊：露易丝和其他人格解体患者都谈到了自己的情绪麻木感，自己与外界的脱节；但他们因为这种古怪的感觉又会感到强烈的主观的痛苦不安。就像是蒙克的画中那样，他们感到世界似乎在向自己呐喊，然而又觉得自己不属于这个世界。怎么可能会在没有感觉的同时又感到一切呢？

答案也许可以从一场离奇的谋杀案中找到。

1921 年的夏天，威廉姆·海托尔（William Hightower）找到一位报社记者，告诉他自己在加州著名的萨拉达海滩挖沙子，试图找到传说中埋在那里的一批走私威士忌。他说在挖掘的过程中找到一条黑色的祈祷围巾，他认为这条围巾属于神父帕特里克·赫斯林（Father Patrick Heslin）。赫斯林是当地的一位牧师，他在一周前失踪，而且有人曾向他的家人索要赎金。

寄希望于找到赫斯林获得奖金，海托尔带着那名记者回到了案发现场，记者也邀请了警方的人。他们开始挖掘了，其中一名警察告诉海托尔，挖掘时应当小心谨慎一些，因为他有可能会碰到埋在地下的人。海托尔却告诉警察不要担心，因为他挖的是牧师的脚。就这样海托尔当场被捕，而赫斯林神父的尸体也相继被找到。

在旧金山邮电报（*Call and Post*）的安排下，海托尔使用了约翰·奥古斯丁拉森（John Augustus Larson）新发明的一台仪器——心肺心理测试仪，这个仪器很快被当地媒体命名为"测谎仪"。拉森的仪器采用了多项技术来同时测试血压、皮肤电导率、脉搏和呼吸。他认为这些身体功能的波动能够准确地检测一个人是否在撒谎，而海托尔成了第一个试用该项技术的人。8 月 17 日，报纸的头条新闻就是"科学测试表明海托尔有罪"。警方后来在海托尔的酒店房间里发现了用来射杀神父的手枪，一台用来写赎金票据的打字机和一些沙子。

由于测谎仪的波动性很大不够可靠，一直没能被科学界完全接受，即便如此，它还是为我们提供了一个有力的证据，证明我们无意识的身体功能和意识息息相关。

你有没有听过"跟着感觉走"或"跟随你的内心"？我们常常

会说倾听身体的感受，而这不单单是打个比方。以心跳为例，现在来感受一下，你能感觉到它轻轻地碰撞在胸骨上吗？也许你能感到这种冲击力，也许你很难感受到。你可以尝试着在不接触胸部或脉搏的情况下数数自己的心跳。这其实没有想象中的那么难，对吧？当被要求在短时间内估计自己的心跳时，大概每四个人中才会有一人的误差大于50%。

这种感知体征状况的能力被称为内感受（Interoception）。即使你之前没听过，你对这个概念也不会陌生，因为除了极少数人，一般人都可以感受到自己的冷暖，身体某处的疼痛，口渴或者饥饿感。这些都是属于内感受。

科学家们倾向用测心跳的测试来衡量我们的内感受能力。我们每个人对自己的身体具有不同程度的识别能力，现在我们知道，这种能力与我们的想法、感受和社会行为密切相关。比如，能感受到心跳的人更善于解读自己的情绪，而善于感知自身感受的人也往往能够更好地诠释他人的情绪。具有更强的内感受能力的人能更有效地利用环境中的微妙线索做出更好的决策，也能够更快地做出直观的选择。他们可以更准确地判断出时间的流逝，并在需要分散注意力的任务中有更佳的表现。

《社会认知和情感神经科学》（*Social Cognitive and Affective Neuroscience*）杂志上发表过一篇著名的论文，是由阿根廷神经科学家奥古斯丁·伊巴涅斯（Agustin Ibáñez）报道的"有两颗心脏的男人"[5]，很好地印证了内感受是如何影响我们思考的。文中的这位男士因为患上心脏病，所以伊巴涅斯用机械泵取代了他失去功能的心脏。不幸的是，他的病人很不喜欢这个位于自己肚脐上方的第二颗心脏。他说这种机械性的悸动让他有种胸腔坠入腹中的感觉。有趣的是，他的第二颗心脏影响了他的行为。和原来的心脏不同，新的心脏不能对外部事件做出反应。手术之前，他可以很容易地理解他人的感受。但现在由于机械心脏的统治，他开始难以理解别人的动机，看到疼痛的图像时也缺乏同理心，甚至常常难以做出决定。

这个故事支持了威廉·詹姆斯（William James）在 19 世纪提出的理论，即我们可以用理智来记录外部世界发生的事，但我们对世界丰富的情绪感受是由身体反应（跳动的心脏和出汗的手心）来实现的。

在这个研究领域里，葡萄牙裔科学家安东尼奥·达马西奥（Antonio Damasio）做了许多具有深远影响的工作。他把情绪和感受描述为两种不同的东西。[⑥]他说，情绪是大脑对某些实体刺激做出的反应。比如，当一只得了狂犬病的疯狗在向我们吠叫时，我们会心跳加速，肌肉收缩，嘴巴发干。这种情绪化的反应会自动发生，接着我们的大脑就会为情绪赋值，它是否代表了奖励？是否强烈，是否消极？只有当我们觉察到身体的物理变化，并开始对这种情绪进行意识表征之后，我们的感受才会出现，然后我们才能用语言来表述这种感受。[⑦]

你现在就可以对这个想法进行测试。首先捏住嘴角，然后慢慢地将两侧上拉，再上拉，微微张嘴，最后把脸颊向眼睛的位置推近就大功告成了。你现在就在微笑，再保持一会儿。你感觉好些了吗？的确，科学家已经证实微笑的行为本身就会让你感到更快乐。根据达马西奥的理论，大脑注意到与微笑相关的肌肉的运动，就会赋予这种反应相关的积极意义，从而创造了幸福感。

最近的研究表明，整合所有内部感觉信息的脑区是脑岛——一个位于大脑中心深处的褶皱结构。现在比较接受的理论是，来自身体内部的信息被整合到脑岛的中后区，再由前部脑岛表征出来，就产生了我们意识中的感受。

"前脑岛是负责确认'这就是此刻的我'的脑区。"一位意识研究领域的专家，英国布莱顿和苏塞克斯医学院的尼克·梅德福（Nick Medford）说。梅德福会花大量时间向人们展示血腥的手术、肮脏的浴室、蟑螂等引发厌恶反应的图片，然后扫描他们的脑部反应。当人们观察这些非常刺激的图片时，脑岛会出现反应。而当梅德福给 14 位患有人格解体的患者展示这些图像时，与对照组成员相比，他们的岛叶，尤其是左前岛叶，几乎没有活动。这项研究还显示，腹外侧前额叶皮层的区域可能负责抑制脑岛对图像的厌恶反应。这个区域有助于控制我们的情绪，而在人格解体障碍的患者中，它似乎过分活跃。

在梅德福研究的 14 位人格解体障碍患者中，有 10 位在使用了治疗情绪障碍的药物，4 到 8 个月后，梅德福再次扫描了他们的大脑。那些显示岛叶激活增加的人正是症状改善的人，他们在服用药物后，腹外侧前额叶皮层的活动也降低了，而那些症状持续的患者腹外侧前额叶皮层仍然非常活跃。[8]

梅德福认为，假设人格解体障碍患者对外界的神经性反应受到了抑制，那么他们身体的自主反应也应当如此。这里的"自主"指的是我们无法控制的身体中自动发生的行为，拉森测谎仪正是基于此。梅德福重点研究了皮肤的电导率，一种基于情绪激动时皮肤的导电性增强的测试。这时汗腺会变得更加活跃，皮肤的传导性从而增大。皮肤的电导率是神经科学家最喜欢的一种测量方式，因为它为情绪反应提供了一个客观指标：你没法装出一个出汗的手心。

而对人格解体障碍患者也是如此。无论画面有多么血腥或令人厌恶，人格解体障碍患者的身体自主反应都没有表现出任何迹象。[9]目前原因还不明确，但是他们身体对外界的自主反应确实下降了，且不能与自己或周围的主观感受整合。那么为什么这就会让他们感到自己的声音不属于自己，或世界变得不再真实呢？

后来人们发现这个问题的答案可能与之前讨论的内容相关：大脑通过预测来理解世界。正如我们在第5章中所看到的，大脑并不会对从自身和外界的每个感官输入做出处理；相反，它会对输入的含义做出一个"最优判断"，如果它的预测出错，它要么会对未来的预测进行更新，要么会创造一个新的世界感知与接收的输入匹配。

这种预测模型也可以用来解释人格解体障碍。正常情况下，大脑会对体内信号做出预测，而它们与收到的实际信号一致时，就最终产生了"自我"的感觉。但如果哪一步出了差错，比如产生或整合内部信号的时候，那么大脑对身体内部状态的预测和接收到的实际信号就会出现差异。也许为了消除混乱，大脑就会把身体信号和他们所产生的感受归咎于其他的什么地方。这样就导致了你和你的身体或想法不再紧密相连，而你也脱离了自己周围运行中的世界。

一旦陷入这种怪异的感觉中，很难避免过度思考。于是可能就产生了我们早先提到的悖论：尽管他们对周围的世界感到麻木，但人格解体患者可以感受到内心强烈的焦虑感。

*

露易丝住院之后，再也没有怀疑过自己是不是疯了。因为在住院期间，她被转到梅德福的科室。

"我走进他的办公室，告诉他发生了的一切。我当时感到非常烦躁不安，觉得自己是全世界唯一有这种感觉的人。但他转过身来告诉我这很可能是人格解体障碍。我当时就想，'哦，感谢神，我没疯'。当我知道这只是一种病症，我既没有疯也没有得癌症，真是大大地松了一口气。这让之后的一切都变得容易很多。"

对一些人格解体障碍患者来说，有些情绪稳定药物可以帮助他们控制自己的焦虑，但并不是对所有人都有效。而对像露易丝一样的另一些患者来说，认知行为疗法的效果很好。因为对自我和周围世界的强迫性思考往往会加剧他们的症状，而认知行为通常可以帮助患者打破这个恶性循环。

露易丝还学会了区分自己的人格解体症状与自己的焦虑和抑郁感。"现在，当人格解体严重时，我可以用一种更平静的方式对待它。我告诉自己没关系，这只是自己大脑里的一个过程，不需要惊慌。一切都正常，我还是我，而这才是最重要的。现在症状再发生时，我大脑的理性一方会很快做出反应，然后我就不会像以前那么恐慌了。"

露易丝坐在酒吧的凳子上，我们听着雨拍打在车库门上。尽管周围有各种噪音和鲜艳的色彩，但却让人感到异常的宁静安详。

"并不是说我再也不会害怕了，"她说，"但我觉得我现在已经做了足够的准备，所以再也不会变得像从前那么糟糕了。我现在有了自己的武器。"

突然有轻轻的脚步声从楼梯上滑下来，一个半裸的小孩蹒跚着走进房间。

"感谢神，至少我对摩根（Morgan）和玛莎（Martha）完全没有这个问题，"露易丝迅速强调道，"我读过有的人格解体患者会有彻底的情绪分离。我确实对周围的其他人有这种感觉，但对我的孩子完全没有。"她盯着摩根。"从来没有过。实际上是他们拯救了我，如果不是他俩，我可能永远都没法度过那一切，达到现在的状态。"

和孩子们道别之后，我离开了他们家。倾盆大雨中，我在车里坐了一会儿，看着水从挡风玻璃上滑落下来。这让我觉得很平静，因为我的内心感受和外界可以完美地融合。也许我们是用大脑来思考，但正如亚里士多德多年前所说的那样，我们确实在用心去感受。

我们感知身体内在状态的能力赋予了我们最基本的存在感，这真的非常奇妙。而这点可能在很多方面都会对我们有所裨益，我不禁好奇有没有办法能锻炼这种能力？

人们常说冥想可以帮助提高我们对内部身体的认识，但是其实并没有什么科学证据支持这个观点。事实上，美国爱荷华大学的萨希卜·卡尔萨（Sahib Khalsa）对一群有着丰富经验的冥想者进行了测试。不论他们练习的是藏传佛教或昆达利尼瑜伽，与非冥想者相比，他们在感知自己的心率上并没有做得更好。[⑩]

许多其他试图控制内感受的方法也被证明无效。相当一段时间内，内部感知被认为是非常稳定而不可改变的。然而在 2013 年，伦敦大学皇家霍洛威学院的维维安·安利（Vivien Ainley）和她的同事发现，也许答案就近在眼前。[①]她的团队让 45 名被试者估算他们的心跳，同时他们会盯着自己的照片，或者说出关于自己的六个单词，比如他们的名字、家乡以及好友的名字。相比于盯着其他人的照片，或者六个随机的单词，这些被试者在看自己的照片或者说关于自己的单词时，表现显著提高。目前我们还不清楚为什么这样更加有效，但这个研究团队认为，当我们在关注自我相关的图像和文本时，可能通过脑岛将大脑的注意力从外界转移到内部系统，从而提高内感受的准确性。

这项研究成果具有临床意义：它不仅可以帮助人格解体障碍的患者，而且可以帮助厌食症和抑郁症等常见疾病的患者，因为这两种症状都伴随着内部感知意识的下降。

这种训练能否导致内感受水平的长期增加还有待研究。而现在我们正处于大脑训练产业不断发展壮大的时代，越来越多的训练软件和"聪明药"宣称可以让你更具有竞争力。我非常喜欢这个研究结论：要想变得能做出更好的决策，提高注意力，变得善解人意，你需要的只是多照照镜子。

第 8 章

格雷姆：行尸走肉

08

从主路转进迷宫般的单行小巷中，左转右转几番周折，我终于来到了要找的小区入口。我停好车走了下来，看到一个戴着白色棒球帽的老人正站在露台上卖力地喷洒除草剂。他扶着腰站起身来，准备换一个角度继续工作。

他转身时看到了我，我不好意思地赶紧走开，因为自己一直在盯着他看。这四周都是一排排停在石板路上的房车，黄、蓝、棕各种颜色，由于久经严冬都已经斑驳脱色了。今天是个难得的晴天，我能听到在附近徘徊的海鸥发出的叫声。沿着小区里一条还没有铺好的小路，我远远地看到了自己的目的地。在一个小小的棕色平房外站着一个男人，他双手插在口袋里，显然在等人。他的脸朝向另一边，于是我放缓了脚步，并没有急着上前打招呼。

突然，那个男人朝我的方向转过来，问道："是海伦吗?"我有些紧张地向他笑了笑，点头示意。

我实在不知道该说些什么。

格雷姆57岁，但看起来比实际年龄要老一些。他的脸上有不少雀斑，有些沧桑，下巴上留了一层几天没刮的胡碴，发际线也整齐地向后退去。他穿了一条运动裤和一件紧紧包住脖子的厚帽衫。在前院的草坪上，停着他心爱的栗色捷豹跑车。我还知道，他的两位前妻都住在小区里的某处，而且他和其中的一位仍然有着密切的联系。

我跟他走进他的移动式小屋，门廊上和地毯上都有股烟味。他带我穿过一个窄小的走廊，指了指褪色的皮沙发。

"随便坐吧。"他的声音是一种意外的轻柔的西部乡音。

"好的，谢谢。"

我坐下来，试图表现得得体一些。但他刚走进起居室，我就单刀直入地说："所以，你曾经认为自己已经死了。"

*

如果这本书只能描写一个大脑，我就会选这个认为自己已死的大脑。我第一次听到这种病是在 2011 年采访维莱亚努尔·拉马钱德兰的时候，那时他被《时代》周刊评选为"世界上最有影响力的 100 人"之一。

当时我们都在圣地亚哥参加神经科学年会，这是世界上最大的科学会议之一。十分难得的是，我得到了当面采访他的机会。

而且幸运的是，拉马钱德兰如约而至，要知道他的记性是出了名的差，于是我很快把他带出了媒体采访室。我们走到旁边的走廊时，他提议我们可以随便聊聊。于是我们边走边聊了起来，他对我说："你听到过有些病人认为他们自己已经死了吗？他们声称可以闻到自己的腐尸味，不过他们并不想自杀，因为反正自己已经死了。"

这就是他所谓的闲聊。我惊讶地看着他。

"是的，"他边说眼里边放光，"这听起来确实挺吓人。"

活死人的传说其实已经有几百年的历史了：据说维京人死后就会变成僵尸生物，甲申鬼则是北欧神话中的不死生物。但拉马钱德兰所说的却是一种实实在在的临床病例：这种死亡错觉被称为科塔尔综合症（Cotard's syndrome），有时也被称为行尸综合症。

医学文献很少提到科塔尔综合症，但凡提及都会认为法国的神经病学家儒勒·科塔尔（Jules Cotard）为这种病症之父，他在 19 世纪 80 年代首次描述了该病情，后来这个病也以他命名。

相传科塔尔年轻的时候性格就已经非常"严肃而深刻"了。[①]完成巴黎医学院的课业之后，他很快和法国哲学家奥古斯特·孔德（Auguste Comte）成为至交。后人认为正是这段友谊促使他对心理学产生了浓厚兴趣。1864 年，科塔尔成为巴黎医学教学中心萨尔佩特里尔医院的一名实习生，该医院以培养了许多世界著名的神经病学家而闻名。在那里，他成了"一个对医学充满激情的学生……醉心于研究各式各样的精神病症"。[②]

科塔尔在普法战争期间服过一阵短暂的兵役，之后就回到家乡的一个精神病诊所工作了几年，后来他在人口密集的巴黎近郊梵维斯开了自己的诊所。在那里，他有机会接触到来自全国各地的各种精神性疾病，其中科塔尔对重度妄想症尤为感兴趣。就在那时，他首次描述了这种产生"虚无妄想"的患者，他认为这是一种严重的忧郁执念，患者认为自己身体的某些部位或者整个世界已经不复存在，甚至否定自己的存在。1882 年，他在《神经医学档案》（Archives de Neurologie）一书中专门用一个章节生动地描绘了这种病情。"患者，"他写道，"认为自己没有内脏、没有大脑、没有头颅，他们不再进食、不再消化、不再穿衣服。事实上，他们会坚决拒绝食物，还常常会保留自己的排泄物。"[③]

他还提到，有些患者会认为他们自己的理性官能已经坏了，变得智力低下，无法进行思考，也丧失了逻辑能力，有的患者甚至会认为自己已经完全丧失了智力。而有些妄想症则涉及他们的世界观，在这些情况下"患者会臆想自己失去了家庭，失去了国土，整个巴黎被摧毁，世界也不复存在"。

迄今为止，被确诊的科塔尔综合症不超过 100 例。而科塔尔的整个职业生涯中，他在自己的讲座和论文中至少提到了5个以上的病例。

在科塔尔的病人中，其中有个名字极具异域风情的"法国少女X"。当X小姐被问到她怎么称呼时，她说自己没有名字。如果进一步询问，她就会说自己曾被称为凯瑟琳，但她拒绝回忆自己到底是怎么失去这个名字的。她还说自己没有年龄，也从没有过父母。当科塔尔问X小姐和其他的患者，他们是否有头痛、腹痛或任何身体不适时，他们都会说自己"没有头，没有胃，没有身体"。

科塔尔还提到了C夫人，她声称自己已经没有喉咙了，也不再有内脏或血液。C先生（似乎与C夫人没有关系）则拒绝穿衣服，因为觉得自己的整个身体跟坚果没什么两样。A先生坚信自己没有阴茎，没有睾丸，实际上"完全不再有任何身体"。[④]

在我着手写作这本书的时候，我时常想起拉马钱德兰提到的这种病症。我向几位医生打听他们有没有听说过这样的病情。但只有极少数的医生听说过，而且他们认识的那些患者要么已经死亡（是传统意义上的死亡），要么散落在世界各地的精神护理院里没有康复。

然而突然有一天，格雷姆出现了。他之前是英国埃克塞特大学的神经病理学家亚当·泽曼（Adam Zeman）的病人。泽曼医生告诉我，他曾治疗过患病多年的格雷姆，而病人现在已经"身心俱佳"，并乐意接受我的采访。

接下来的几周里，我和格雷姆的精神科医生取得了联系并得到批准，我顺利获得了格雷姆的联系电话。于是就这样，我驱车来到几英里之外的地方，坐在沙发上听这位中年男子冷静地谈论起他不久之前的那次死亡体验。

*

"所以，你曾认为自己已经死了。"

"正是如此。"格雷姆边说边坐在对面的沙发上，看起来相当自在。

在20世纪90年代，格雷姆就住在这间平房里，但过着完全不同的生活。他那时有两个孩子，也只有一个前妻。他曾在一家为英国某区提供饮用水和二次水的公司工作。他是一个合同工，负责安装水表。他那时正在经历第二次离婚，越来越消沉。他不再去上班，也不见自己的朋友了，而是经常一个人待在家里。终于有一天，格雷姆拿着一个插着电的吹风机躺进了放满水的浴缸里。

"是发生了什么事件，最终让你受不了？"我轻声问道。

"并没有，也许就是我的情绪太低落了吧。我也不知道自己当时怎么会低落到那种程度。我其实不太想回想那个过程。"格雷姆答道。

没人知道接下来到底发生了什么。格雷姆只记得在惊慌中他给自己的兄弟马丁打了电话，然后马丁打电话叫来了救护车。格雷姆在医院住了几周，最初医生诊断他为严重抑郁并给予相应的治疗。但让人意想不到的是，格雷姆的抑郁症竟然发展出一种全新的症状。

"你住院的时候发生了什么？"我问道。

格雷姆说："我就是感觉到自己的头脑中一无所有了。我当时很确信自己没有大脑了。也许是因为我在浴室的时候做了些什么。我感到那里面空空如也,只是一个空的头脑。"

"然后你就这样对医生讲了?"

"我告诉他们我已经没有大脑了。"

格雷姆的这种感觉持续了很久,而医生们一直在试图明白到底怎么回事。他们试着跟他讲道理:"格雷姆,如果你没有大脑的话,你怎么能走路,怎么能坐在这里跟我说话呢?"对于这个自相矛盾的问题,格雷姆和他的医生一样困惑。

"这种感觉很难说清楚。"他说,"我的大脑就像是一块不再能吸水的海绵。"

他一一列举了伴随着这种死亡感的各种感官失觉:"我没有任何想法,也体会不到任何情感。我什么都感受不到,也闻不见任何东西,同时丧失了味觉。即使我最爱的香烟也不能让我觉得嗨,要知道我从 12 岁开始就一直在吸烟了。我就这么轻易地把烟戒了,要是平时我肯定会像全身爬满了蚂蚁那样坐立不安。没有任何东西能让我感到高兴,我甚至不记得高兴到底是种什么感觉。我只剩下一个空空如也的头脑了,我甚至说不出为什么,但我就是知道自己已经没有大脑了。"

"而你当时从没想过,'嗯,我知道自己肯定有大脑,因为我还坐在这儿呼吸'?"

"没有。我不知道怎么解释得通。我不知道为什么大脑死了自己还能呼吸或说话,但我知道它确实是死了。"

这就是医生们面临的难题。格雷姆可以发声、呼吸、行走,却无法从这些过程中体验到活着的感觉。那到底怎么才能说服他还活着，尤其在他完全不这么想的时候？格雷姆的医生尝试了各种药物治疗方案，为他开了抗错乱和抗抑郁的药物，但收效甚微。扫描显示他大脑的解剖结构正常，而心理疗法也不起作用。

"这一切只是反复强调了我已知的东西，"格雷姆说，"我告诉医生我的大脑死了，随便他们怎么自圆其说。"

就这样，事情陷入了僵局。格雷姆不打算说服他的医生们他已经死了，但医生们也不能说服格雷姆他还活着。所以最后大家达成一致，让格雷姆回家，但他需要社区护士和兄弟的看护。

格雷姆指着沙发。"我就坐在你现在的位置上，"他说，"整天整天的，连续好几个月。我没有任何想法，不想做任何事，说任何话，见任何人。我只是盯着那堵墙，像个植物人。不知怎的，我的身体还没意识到大脑已经死了，但我自己知道。现在想一想，真是太可怕了。但那时真的就是这样想的。"

真的就是这样想的。我闭上眼睛试想了一下这种令人不快的可能。"那你当时是怎么应对的？"我问道。

"我还能做什么？"格雷姆说，"我已经死了，就接受了这个事实。"

*

虽然科塔尔确实对格雷姆这样的患者进行了深入研究，但把这种病以他命名可能是医学界的一个失误。在巴泽尔·克拉克（Basil Clarke）撰写的《英国早期精神障碍史》（*Mental Disorder in Earlier Britain*）⑤一书中，他提到过荷兰医师勒维努·莱姆纽斯（Levinus Lemnius）的工作。他描述了莱姆纽斯的一些患者，其中一位与格雷姆非常相似。那么几百年前的莱姆纽斯会是首次描述这种病症的人吗？

为了找出答案，我走访了剑桥大学的珍稀书籍馆。这是一个很大却异常安静的房间，只有偶尔铅笔画过纸张的声音——这里严格禁止使用钢笔。当我来到图书馆时，我申请的图书已经准备就绪了：1581 年印刷的皮革小册子，由勒维努·莱姆纽斯写作的，书名为《面相的检验标准》(Touchstone of Complexions)。[⑥]

按照指示，我小心翼翼地捧着这本有年纪的书来到后面的一个房间，放在天鹅绒布的支架上。我希望在这本有些褶子的旧书中的某个地方，可以找到格雷姆的病症。

无论怎么看，莱姆纽斯以现今的标准都称得上是位畅销书作家，他曾发表过有关占星术、长寿和神秘主义宗教的各种著作。《面相的检验标准》是一本早期的大众科普读物，书里描述了各种不同类型的疾病及其发生的原因，并声称包含了"最基本的规则……每个人都可以试着控制自己的身体，包括外在的生活习惯、性格和体质，以及内心的想法、情绪、倾向和欲望"。[⑦]

如果莱姆纽斯知道行尸综合症，他肯定会把它归咎为体液系统的失衡——这是那个时代对医学的普遍理解。事实上，这本小皮书的主题就是介绍这四种体液——黑胆汁、黄胆汁、血液和黏液，以及阐述它们对保持机体平衡的重要性。

在书的最后一章中，我找到了自己感兴趣的内容。在之前的章节里，莱姆纽斯已经谈到了大脑并且讨论了几种类型的抑郁症，着重讨论了一些被称为"拥有忧郁灵魂"的患者。他选择了一个很有趣的案例进行研究。"某位绅士极度痛苦，他陷入了自己的臆想之中，"他写道，"他认为自己已经死了，而且自己也接受了这一点。"

这位绅士的朋友和熟人用了各种办法试图让他恢复正常，但不管是规劝还是责骂都不起作用。他对所有人的劝说都不予理会，而且拒绝了所有的食物，因为他确信自己已死，"而这种状态下自己不需要任何食物和营养"。

这听起来确实很耳熟。医生们曾试图让格雷姆吃东西，但他回答说没有这个必要。要不是他的家人每天都强迫他吃些东西，他根本不会吃任何食物。

而在莱姆纽斯的小故事中，这位绅士拒绝所有的帮助，最后可以说是真的要走向死亡了。这时他的朋友们想出了一个妙计，他们穿着裹尸布——就是用来缠在尸体上的布料，坐在他的客厅里，桌上摆着各种食物。当他看到自己的朋友们时，这位绅士质问他们是什么人，在自己家里干什么。他们回答说他们都是死人。

"什么？死人还会吃喝吗？"

"对啊，"他们回答说，"你不信可以坐过来一起吃，亲自来证实这一点。"[⑧]

看来这种特别的逻辑是非常成功的，这位绅士开始好吃好喝。不过遗憾的是，莱姆纽斯并没有在书中提到他最终是否康复。

而在格雷姆的小屋里，我给他讲了莱姆纽斯的故事。这似乎让他想起了伤心事，他说他欠自己的家人很多，尤其是他的兄弟马丁。

"那段时间，他会确保我每天都吃东西，"他说，"他现在仍然每天都来看我，以确保我没事。当时他看到那样的我心里一定很难受。"（之后我想和马丁谈谈，听他说说格雷姆生病之后的事，但他拒绝了。）

我问格雷姆他的朋友中有没有了解他病情的。

"没有，我没有告诉任何人。我觉得跟别人说'我没有大脑'这种话实在有点怪。而且我的哥们儿大半会说，'我们早就知道了！'我自己也不清楚到底怎么回事，更不想到处跟大家说我已经死了。他们估计会觉得我疯了。"

在医学文献中鲜有关于科塔尔病症的案例记录，而这些研究报告往往会提及患者骇人听闻的经历。其中有位女士认为自己处在游魂状态，已经死亡但还没有完全离开人世，于是她把硫酸倒在自己全身，坚信这是摆脱自己肉体的唯一途径。这让我想起了一个问题，为什么在这种状态下日复一日，年复一年，格雷姆没有再次尝试自杀呢？

"我也试图找出答案，"他说，"我确实考虑过。这听起来很可怕，但事实是，我觉得即使自己再次自杀，比如躺在铁轨上，或者把头放在枕木上……就像我对护士说的那样，'我敢肯定就算卧轨自己的头也还在，也还能说话，因为我已经死了，所以火车不会再把我怎么样'。"

对于格雷姆来说，幸运的是，医学在体液学说的时代之后已经取得了巨大的进步。在他患上了科塔尔综合症几个月后，格雷姆被转院介绍到神经病学家亚当·泽曼那里，正是他安排了我和格雷姆的见面。泽曼咨询了比利时列日大学的另一位神经病学家，他叫史蒂芬·劳瑞斯（Steven Laureys）。有一次，泽曼笑着告诉我："因为我知道他对怪事特别感兴趣。"

"我怎么会不记得，"当我向劳瑞斯问起这件事的时候，他说，

"那可是唯一一次秘书对我说'你必须马上和这个人见面，因为他说自己已经死了'。"

*

如果只能选两个人来攻克这个难题，那一定非他们莫属：泽曼和劳瑞斯。在劳瑞斯的学术生涯中，他进行了一系列十分精彩的人类意识思维研究，其中有些结果可以说是出人意料。他的实验室致力于了解、诊断和治疗思维意识方面的患者。比如，他们发现一些被确诊为失去意识的植物人只是被禁锢在自己的躯体里，他们能够意识到周围的环境，却无法让外界感知到这一点。

2006年，劳瑞斯和他的同事阿德里安·欧文（Adrian Owen）发明了一项测试，用来检验看似植物人的患者能否听懂指示。他们会让患者想象在自己的房子里走动或者在打网球。这两种想象会让大脑产生截然不同的活动模式，而团队能够通过脑部扫描识别出来。他们的第一名患者是出了交通事故的23岁女性，虽然符合植物人状态的所有标准，却能够根据要求产生两种不同的大脑活动模式。后来他们发现，尽管她无法移动，却能够意识到周围的一切，因为当她利用两种不同的想法（想象在房子里走动或打网球）作为"是"或者"否"的标准时，她就能回答他们的各种问题。⑨

而泽曼的研究则致力于各种古怪的感知病症，比如癫痫引发的持久的似曾相识感。而最近，他在研究失眠引起的短暂失忆。当人们严重睡眠不足时，即使他们进行了一些非常高难度的活动，比如医生完成了心脏复苏手术，之后也可能完全忘记整件事。这两位神经病学医生见过的各种意识问题加起来，已经远远超出了我们的想象。

不可思议的大脑

也许你会觉得奇怪，竟然会有各种各样的思维病症，毕竟大多数人都会认为意识只分为有和无两种。但正如前文里所见，我们的意识思维在各个方面都可能出现问题。而研究意识的绝不是平庸之辈，在过去的几百年里，世界上最杰出的一群思想家，包括心理学家、神经科学家和哲学家，都在尝试解释这些问题。大多数科学家认为，我们的意识或自我认知，源于与身体协同作用的大量神经细胞的活动。理论上来说，我们能够绘制一幅详尽的神经活动图谱，然后根据这些大脑神经状态就可以解释我们所有的行为。举例来说，我们能够解释大脑如何产生记忆，如何集中注意力，如何分辨出颜色。这些都被科学家定义为简单问题。然而即使我们能够理解行为背后的大脑活动，我们仍然无法解决这个复杂问题：为什么大脑活动会赋予我们丰富的色彩和声音体验，或感到疼痛和欲望。目前为止，我们还是无法理解和描述自我意识的存在。

神经科学家阿尼尔·赛斯（Anil Seth）曾说过，如果我们想要揭开意识的谜题，我们应该把目光放在一些介于"简单问题"和"复杂问题"之间的地带，来研究意识的某些属性是如何通过可测量的生物机制产生的。

例如，我们可以先界定有意识的大脑与无意识的大脑的区别。赛斯认为这可能与活跃神经细胞的数量无关。之所以这样说是因为位于后部的小脑比大脑皮层拥有多得多的神经细胞，但即使完全没有小脑也不会影响人的意识行为。2014 年，一名 24 岁的中国女子因为头晕和恶心入住山东省济南军区总医院。她告诉医生大部分时间自己都不能自如地行走，而她的母亲说她直到 6 岁才能清楚地说话。医生扫描了她的大脑，马上发现了问题的根源：她的整个小脑都不存在。[⑩]

那么，如果与神经细胞的数量无关，大脑有无意识是由什么决定的呢？不久之前，米兰大学的阿登纳·卡萨里（Adenauer Casali）和他的同事们开展了一项实验来回答这个问题。他们用短波磁场来激活大脑。当被试者在麻醉状态或者无梦睡眠期受到脉冲磁场刺激时，刺激源周围一小段距离内的神经细胞就会产生活动。而当他们在有意识的人身上进行同样的操作时，大脑皮层表面的活动会传递得远得多。后来，阿尼尔·赛斯把这种技术称为敲脑听音。[⑪]卡萨里和他的团队利用这种技术制作了一款仪器，命名为"意识测量仪"，能用来测量人类或任何一种生物是否具有意识。[⑫]

科学家也在逐渐精确定位出那些产生意识的关键脑区。比如，一组位于大脑前端和顶端被称为额顶网络的结构，对意识的产生至关重要。这个网络可以进一步被分为两套：位于额叶和顶叶的外侧脑区与我们对外在事物的认知、气味、味道、声音等息息相关。而另一套网络分布在两个脑半球的内侧，与自我认知、体感知觉和心理意象等相关。当我们专注于外部环境时，就会观察到相关的网络变得活跃，而另一个网络活动降低。而当我们思考自我时，情况就会反过来。

近年来科学家们开始考虑，意识是否需要一个类似于乐队指挥的角色，负责控制整个意识行为的进程。这一想法的支持者之一是弗朗西斯·克里克（Francis Crick）。在他的学术生涯前期，克里克发现了 DNA 的结构，后来他一直致力于神经科学问题的开创性研究。在 2004 年夏天，他去世前几天，克里克还和他的同事——西雅图艾伦脑科学研究所的克里斯托夫·科赫（Christof Koch）——一起撰写了一篇论文。文中他们提出这个假设：大脑需要一个指挥快速整合各种时空信息，来理解周围的一切。比如，一束花的颜色和香气、花的种类、某个特殊的日子等信息被整合起来，就产生了情人节收到玫瑰的意识体验。

两人认为，屏状核是胜任这项工作的不二选择：它是一个薄片形的结构，与各个不同脑区都有连接。由于屏状核埋藏在大脑的正中心，目前对它的研究非常有限。但在 2014 年，就职于华盛顿特区乔治华盛顿大学的穆罕默德·考贝西（Mohamad Koubeissi）和他的同事在记录一位癫痫女患者的大脑活动时，发现他们的一个记录电极插到了她的屏状核里。

当团队用高频电脉冲刺激该区域时，这名女子失去了知觉。她在阅读的过程中突然停下来茫然地盯着空中，她完全清醒却毫无知觉；她对听觉和视觉指令都毫无反应，甚至连呼吸都减慢了。而刺激一旦停止，她即刻恢复了意识，而且对刚刚发生的一幕全然不知。在实验进行的两天里，每次他们刺激这个区域时都会发生同样的情况。⑬

然而我们很难说，一个脑区比另一个脑区对产生意识更为重要。我喜欢把这比作一辆汽车：汽车的行驶需要许多零件，某些部件比其他的更关键，比如我们肯定需要汽油、发动机和一把钥匙或者电子锁。也许汽车的这些部件就像是额顶网络和屏状核的神经细胞，缺少任何一个就会丧失意识。但汽车其他的零件可以让它更好地运行，挡风玻璃刷、方向盘、刹车，这些就像是负责控制身体、整合内外信息的各个脑区，使我们可以体验各种色彩和声音。而当汽车的这些零件出现问题时，我们虽然还可以开车，但会觉得有些不对劲儿。

*

格雷姆家里，一股污浊的烟味让我想起了他以前对我说的话。即使在他患病的时候，他仍然会偶尔抽支烟，虽然他不会再感到任何快感。

"就是想找点事做。"他说。

格雷姆说这句话时的态度，让我感到有些困惑。如果你真的认为自己已经死了，不吃不喝，为什么还会想抽烟呢？除非你还有这种渴望。可能他的一些医生和我一样，会觉得不能把他说的所有话都当真。正当我有这种想法时，格雷姆卷起裤腿，给我看他的两条腿。

"全都掉光了。"他说。

"什么掉光了？"我有些惊讶地问。

"我的汗毛。我曾经有不少腿毛。"

"啊，现在你没有了？"我盯着他光溜溜的脚踝说。

"没了！全都掉光了，就像是被拔过毛的鸡。"

他停顿了一下。

"没准儿我应该成为一名潜水员。"他说着笑了起来，那是我那天早上第一次看到他的笑容。

"那医生说了什么？"

"他们没法解释。他们什么都解释不了。我一直跟他们说，我在浴缸里的时候可能把自己的大脑烧坏了，但他们就是不听。"

不可思议的大脑

就这样，我相信了他所说的这一切。

而泽曼从一见面，就完全相信了格雷姆的说法。当我告诉泽曼自己曾对格雷姆有过短暂的怀疑时，他这样对我说："我是百分之百地相信他。"

对劳瑞斯来说，则需要更多的证据。"他宣称自己的大脑已经死了，但当你与他互动时总觉得有点怪，会觉得也许他并不是这么想的。很自然地你会犹豫，怀疑他是不是在骗人。"

但至少两位研究人员在一件事上达成了共识：他们需要对格雷姆的大脑再做一次测试。如果确实有什么改变了格雷姆的自我认知，他们需要找到原因。

在列日大学的回旋加速器研究中心，格雷姆被放置在一台类似巨型白色甜甜圈的机器中。在那里，他们用正电子发射断层扫描技术分析格雷姆的大脑。这项技术一般被叫作 PET 成像，能够监测大脑中所有的代谢强度，也就是当时所有的细胞进程的总和。在清醒的人脑里，我们可以看到大量的活动。

"我们看到的结果出乎意料。"劳瑞斯说。

格雷姆大脑中大部分地区的代谢活动非常低，就像是在熟睡或者陷入昏迷的人那样。[14]

"我从没有见过任何人的脑部活动低到这种程度，还能像他这样走动，还能与人交谈。"劳瑞斯说，"而且我这些年来一直在从事这项研究。据我所知，能在醒着的人身上看到这种脑电波模式真的是非常不同寻常。"

就一个有意识的大脑应有的回声和活动量来说，这完全说不通。泽曼和劳瑞斯后来发表了一篇关于格雷姆的论文，标题为《死亡的大脑清醒的灵魂》。

虽然格雷姆的大脑解剖结构显示没有任何异常，但他的 PET 成像结果却不是这样。首先，他的额顶网络活动程度很低，而大脑的另外两个区域也存在着问题。

第一个是所谓的默认模式网络：这组神经细胞包括部分的额顶网络和一些颞叶的区域。当我们没有专注于任何事情时，我们的默认模式网络会被开启。这个网络与走神、做白日梦和反思等行为相关。它使我们能够为自己考虑，回忆我们的过去，计划我们的将来；它让我们能够思考发生在自己身上的事情，这种能力可以帮助我们更好地理解世界。比如说我现在可以闻到面包味，因为我几小时前启动了面包机。我能听到奇怪的咔嗒声，因为我的邻居正在 DIY 家具。我的背部疼痛，因为我的坐势不对而且已经弓着腰在电脑桌前工作了很久。我的世界一切正常，这都要归功于我的默认模式网络。而格雷姆的默认模式网络却没有尽到它的职责——这可能就是他的自我感知能力很差的原因。但他是怎么得出自己死了的结论呢？

大概你会认为要相信自己已死是件很困难的事，尤其有许多明显的矛盾之处存在时，但很可能并非如此。大脑不喜欢混乱的状态。正如我们多次在书中提到过，当大脑面对冲突的信息时，它会努力去理解新状况，而且常常是用最简单的方式来解释反常的事件。比如我们在第 6 章中看到的橡胶手幻觉：当我们看到一把刷子抚摸橡皮手，而且我们的手也同时感受到同样的触感时，我们的大脑得出的结论就是橡胶手是属于我们自己的。

大脑其实很容易自欺欺人，这在裂脑病患者中时有发生。裂脑是指连接大脑的左右两个半球的组织胼胝体受损后产生的症状，通常是为了治疗重度癫痫而进行的手术切除。遗憾的是，大脑的某些能力只位于一侧。比如本书前文讲到，基础的语言技能通常是由左半球的某个脑区控制的。由于裂脑患者没有连接两个半球的任何神经，他们无法在两侧来回传递信息。因此，当我们只在他们的左视野中展示某些东西——这是在大脑的右侧处理的——他们就无法用语言表述出来，因为图像信息不能从大脑右侧的图像中心传递到左侧的语言中心。比如我们向左眼展示一张下雪的图片，右眼展示一只鸡，然后让人们选择两个相应的图像。这个经典实验中，裂脑病患者通常选择雪铲和鸡爪。但当被要求说出选择照片的原因时，他们的回答常常很奇特，他们会说："我选铲子是因为我可以用它来清理鸡舍。"大脑的语言中心只知道右眼看到的内容——那只鸡，于是它为选择铲子编出了一个故事。由此可见，大脑是很容易编故事的，虽说它自己也是全心全意地相信这些故事。

简单来说，格雷姆得出的自己已死的结论，很可能就是因为他的大脑面对这种全新的怪异体验，做出了最简单直接的解释。而他一旦得出这个结论，为什么不能无视这个荒唐的想法呢？要想做到这一点，格雷姆需要使用到评估信念的大脑系统。一些证据表明，这个大脑系统存在于右脑的背外侧前额叶皮层——格雷姆大脑的另一个活动程度极低的脑区。正如泽曼对我所说："如果某人负责逻辑思维的脑区坏了，你还怎么跟他讲道理呢？"

我问格雷姆看到自己的脑部成像时有什么想法。

"我没什么想法，"他说。"我以前没见过脑部成像，也不知道上面显示的是什么，我只知道这说明我得了一种叫作科塔尔综合症的病。"

我们不知道这个诊断结果是否带给格雷姆些许安慰。虽然这说明医生确诊了他的病症，但并没有让他重新得到自我意识，甚至也没能给他提供应对方法。

他说："这并没有改变我觉得自己已经死了的情况，这只是他们用来描述我的奇怪大脑的一个名词。"

在接下来的一年里，格雷姆的大部分时间要么是在母亲的家里度过，要么就坐在自己的小平房里盯着墙发呆。他只会去一个地方：附近的墓地。他告诉我，有时他会在那里度过一整天。

"因为我觉得那是我该去的地方，你明白吗？"他说。

他会绕着坟墓走来走去，竭力想搞清楚自己为什么有强烈的被下葬的冲动。

"这是我能做到的最接近死亡的事。我想：'反正我已经死了，也不会再有任何损失，不如干脆留在这儿。'我觉得在那里就像是回了家一样。"

那时格雷姆不止失踪了一次，担心他的家人们就会报警。每次他们都是在墓地里找到他，因为他当时只想一直待在这个属于死者的地方。

*

就在那时，欧洲的另一端有个人和格雷姆同病相怜。她是一位刚刚被送到斯德哥尔摩大学医院，一直在尖叫的中年女士。我们就叫她玛丽吧。

医生和护士都无法让玛丽平静下来，而她也不肯告诉他们到底是怎么回事。玛丽的医疗记录显示她有肾衰竭的病史，而且最近为了治疗带状疱疹而注射了阿昔洛韦。最终医生们决定对她进行透析，来清除在血液中积累的可能导致她疼痛的毒素。一个小时后，玛丽可以说话了。她说自己心烦意乱是因为她很肯定自己已经死了。医生试着安抚她并且继续做透析。两个小时之后，她说："我不太确定我是不是死了，不过我还是感到很奇怪。"又过了两个小时，这位女士告诉工作人员："我很确定自己现在没死……但我肯定我的左胳膊不属于我。"24 小时之后，她的虚无妄想症完全消失了。⑮

玛丽的经历引起了瑞典药理学家安德斯·赫尔登（Anders Helldén）和他的同事托马斯·马登（Thomas Madén）的关注。赫尔登说，他最先注意到其他几例暂时性的科塔尔病例，都是在肾衰竭的患者中出现之后又缓解的。他查阅了瑞典的医疗记录，发现在过去的三年中这样的病例有 8 起。他们都是类似的病情——不同程度的肾功能衰竭，药物治疗的过程中将阿昔洛韦直接注射到血液中。也许你以前就听过这个药，阿昔洛韦是治疗唇疱疹的一种常见药。

当这两位药理学家针对这些患者采集的血液样本再次进行分析时，他们发现了高水平的 CMMG，这是一种在分解阿昔洛韦的过程中人体内产生的大分子。这些患者大多数也患有高血压。

我问赫尔登怎么看这个问题。他说："我们认为，CMMG 引起了大脑内动脉血管的收缩。"由于受这种血管收缩的影响，大脑就不知怎的使患者产生了一种暂时性的想法，认为自己已经死亡。

我问泽曼，我们是不是可以肯定地说，格雷姆的病症是由触电伤害引起的。虽然这两者的时间实在是太巧合了，很难相信其他的可能，但我明白对科学工作者来说，这种程度的相关性并不能说明什么。

泽曼认为还不能确定原因："由于缺乏有力的证据，比如事发前后的大脑成像，我们很难说是他的自杀行为导致了妄想症。"

我很想知道，在其他重度抑郁的患者中是否也存在着这种奇怪的大脑活动。会不会格雷姆的大脑只是这种常见病的一个极端例子呢？格雷姆在许多方面都吻合抑郁症的症状——绝望感，对生活失去兴趣，缺乏动力，以及对周围一切的疏离感。

抑郁症的成因很复杂，我们目前尚未完全了解，但最近的研究结果表明，一种原因可能是缺乏血清素和谷氨酸。血清素负责稳定情绪，而谷氨酸的缺乏会导致神经细胞的树突尖端萎缩，从而使神经细胞失去传递信息的能力。我问泽曼，格雷姆的情况是否只是一种极端的抑郁症导致的，但他认为即使是在重症抑郁患者中，也没有看到过像格雷姆大脑的情形。比起重症抑郁，格雷姆的大脑代谢程度要低得多，涉及的脑区也更加广泛。

"当然，仅凭一个案例，我们不能百分之百地确定。"他说，"但格雷姆的大脑变化确实非同一般。"

虽然我们没能找到确凿的证据来证明是格雷姆的触电引发了他的症状，但我们可以肯定的是，头部撞击导致的科塔尔综合症确有先例。在 18 世纪后期，第 5 章里提到的查尔斯·邦尼特写过一篇简短的病情报道。他形容病人是"一位快 70 岁的体面的老太太"。她在厨房做饭的时候，一阵穿堂风吹过来，门打中了她的脖子，于是"就像中风那样"，导致她身体的一侧突然瘫痪了。整整

4 天，她不能动弹也不能说话。而当她能开口之后，她要求她的朋友们给自己穿上裹尸布并将她放在棺材里，因为自己已经死了。而她的女儿和朋友们劝说她时，她变得焦躁不安，并责骂他们不遵从自己最后的意愿。最后他们只得按照她的要求把她放在了裹尸布里。而她尽力让自己看上去体面，检查衣服的走线，还对布料的颜色表示不满。据邦尼特说，后来这名女子慢慢地康复了，不过她的妄想每年都会复发几次。[16]

格雷姆的妄想症也在不知不觉中好转了。他自己也说不清是不是在某个时刻突然意识到自己的好转。不管是因为各种抗抑郁的混合药物，或只是时间问题，他的妄想在 3 年后消失了。

他告诉我："有一天我就觉得这实在是太愚蠢了，我肯定是有大脑的啊。"格雷姆的医生认为他的康复是药物和大脑自我修复的双重作用。格雷姆那时服用了锂、丙咪嗪和氨基磺酸，这些药物都能调节包括血清素和多巴胺在内的神经递质，对于控制大脑的活动至关重要，从而起到改善情绪和治疗精神错乱的效果。

"慢慢地我又找回了自己，"格雷姆说，"偶尔我会觉得自己死了，除此之外大多数时候我都能找到自我。"

他停下来，喝了口水。杯子上写着世上最棒的爷爷。他指着旁边桌上的一张照片，笑着说："我的孙子孙女们非常可爱，宝贝着呢。"

"你经常见到他们吗？"我问道。

他似乎对这个问题感到惊讶。因为目前为止在我们的对话过程中，他简短冷漠的回答让我有种他独来独往的印象。

"是啊，我每周都会去看他们。周日一起吃午餐，跟他们见面。"

"其他人呢，你现在经常外出吗？"我问道。

"我不太去度假了，年纪有些大了。但我每周都去俱乐部见见老伙计们。"

"你也会去探望你的前妻？"我问。

"是的……每周都会。"他很快补充说，"第一任妻子，不是第二任。"他的语气变得有些伤感。"说实话我不知道自己怎么想的，我当年不应该离开她。"

虽然我一上午都在他的房子里，一直在讨论自我反省这个主题，但我还是不清楚格雷姆对自己这段特殊的经历到底有什么感想。他似乎不善于表达自己的感受，并且对这段回忆没那么上心。某个时刻他对我说，希望他的故事能帮到那些有类似情况的人，这非常贴心，但他似乎并没有意识到自己的经历到底是多么的不同寻常。

"大概是的。"当我指出这一点时，他说道。

我不知道是不是因为格雷姆就是这么寡言，还是说这种漫不经心与他的病情有关。

"你现在会觉得跟以前有什么不同吗？"我问他，"科塔尔综合征症没有让你变得跟从前不一样了？"

"有时候我会想，自己是不是和之前不同了？我也不知道。有些朋友有时候会跟我说，'你今天不太对劲儿，不太像平时的你'，然后我就会想，'是吗？那我是谁呢？跟平常又有什么不同？'"

他说到这里停了下来，又因过去的种种陷入了沉思。而我一时有些无所适从，因为在整个谈话过程中，这大概是我见过的他最强烈的情感表露了。"要知道那时真是非常的不可思议，当时自己怎么会有那么诡异的感觉呢？"他说，"现在说起来都会觉得实在太奇怪了。"

我不止一次地想过格雷姆是否能弄清楚，科塔尔综合症到底对他的生活产生了多少改变。而他唯一确定的改变，是他永远消失的好胃口。

他说，这是科塔尔综合症的后遗症。"我过去是正常吃饭的，现在我可吃可不吃。我从来不会感到饥饿。"

我问他，没有饥饿感是不是唯一的后遗症。在回答之前，他犹豫了一会儿。

"要知道，即使现在我不时还会产生奇怪的想法。有时候我就坐在那儿，会突然感到自己死了。这种想法不时出现一下，然后就又消失了。"

我看到窗外每天定时来探望他的马丁，于是收拾了自己的东西准备离开。当我回到车上时，我又见到那个戴棒球帽的老人。他还在外面对着路缝间的杂草喷药。我向他挥手微笑。

我离开了小区，在开车回家的路上陷入了沉思。格雷姆的案例正说明了认知和自我意识是多么神奇。他明明可以走路、说话、呼吸——这些都是有认知功能的体现，但在某些情况下，这些基本的功能却不足以产生完整的存在感。而我们不能理解的，恰恰就是这种我们理解事物的能力，真是令人极度抓狂。也许正如近现代哲学家吉尔伯特·莱尔（Gilbert Ryle）所说的那样，这是因为"在寻找自我的过程中，我们不能既是猎人又是猎物"。[17]以自己的思维来研究自己的思维，这绝不是件容易的事。

也许我们永远无法解开这个谜团。但让我感到欣慰的是，像科塔尔综合症这样的病例给了我们些许希望，也许我们可以找到答案。比如，得益于赫尔登的阿昔洛韦研究，我们能够（从理论上）随时引起和消除科塔尔综合症。虽然单凭一种病症我们不能揭示幕后的一切，也不会得到全部的答案，但它让我们在这个漫长而复杂的大脑探秘之旅中，又向前迈进了一步。

第 9 章

乔尔：感同身受

09

听讲座的时候，乔尔·萨利纳斯（Joel Salina）正心不在焉地想自己的事情，突然他感到什么人的手扼住了自己的喉咙。这让他吃了一惊，不过只过了 1 秒他就发现站在讲台中间的演讲人正用手轻轻地揉着喉咙。乔尔说，每到这种时候，他的这种特殊能力会让人措手不及。

身形纤细、样貌英俊的乔尔有着棕色的眼睛和轻柔的声音。现年 32 岁的他从小随尼加拉瓜裔的父母来到美国避难，在迈阿密长大。他的家人都讲西班牙语，而他的英语是通过看电视学会的。他的童年波澜不惊，虽然人们偶尔会把他的早熟误认为是自闭症。事实上，完全不同于自闭症儿童，他可以毫无障碍地共情并理解他人的行为，甚至可以说他是过于了解他人的想法和感受了。因为无论别人感受到什么，他都能同样感受到。头上划了一道，皱皱眉头，一个小小的惩罚，只要他看到了就会感到像是自己也亲身经历了同样的事。

*

你有没有过这样的体验，看到足球场上一个人被狠狠地铲了一脚，然后自己也觉得一阵抽痛？或者看到别人不高兴的时候会感到难过？如果有的话，这就是你的同理心。一般来说，我们无法控制这种情况的发生。他人的思想、情绪和身体动作都会不知不觉地渗透给我们，影响着我们自己的思想行为。虽然我们很少意识到，但这正是人类社会的一个基本组成部分。而这个过程依赖于我们复杂的大脑系统中镜像神经细胞的活动。

1992 年，帕尔马大学的意大利神经生理学家贾科莫·里佐拉蒂（Giacomo Rizzolatti）和他的同事发现，当猴子自己拿起一颗花生或观察到研究人员拿起一颗花生时，它的大脑中有一群神经细胞会以相同的方式被激活。[①]这些"镜像神经细胞"最先在前运动皮层中被发现，一个负责规划和协调行动的区域，后来陆续在其他脑区，也发现了这种镜像神经细胞，如负责触觉的脑区。

这种镜像能力的特殊之处在于，当我们看到他人做出的行为或某种表情时，我们不仅是观察到这些举动，从某种意义上说，我们的大脑也感受到了这些行为。一般认为，正是这个过程使我们能够将他人的行为内化，好像是这些行为的实施者一样。在过去的 20 年中，许多研究已经验证了人类大脑中镜像神经细胞的存在[②]，并且认为它们在人类进化的飞速发展过程中起到了重要的推动作用。许多研究认为，这些镜像神经细胞对我们理解他人和共情的能力至关重要。

对大多数人来说，我们通常不会去注意这种镜像能力。我们能够共情，但不是完全的感受到另一个人正经历的事情，因为来自其他脑区的信号让我们能区分发生在自己和他人身上的事。但某些人的镜像机制异常活跃，这使得他们仅仅通过看到他人身上发生的事情，就能感受到同样的触感和情感。这些感受往往会十分突然和强烈，以至于对他们来说真假难辨。

这种情况称为镜像—触觉联觉。与之前谈到的其他类型联觉不同，它引起的官能反应十分强烈。第一例镜像—触觉联觉症是由伦敦大学学院的神经科学家萨拉—杰恩·布莱克莫尔（Sarah-Jayne Blakemore）发现的。当时，布莱克莫尔在一次讲座中提到了历史上有人能体验到别人被抚摸的感觉。当讲座结束时，一个女人满脸疑惑地从观众席中走过来问她："所以，能感受别人被抚摸的感觉不是一种正常的体验？"

随后布莱克莫尔在科学期刊《大脑》（Brain）上发表论文介绍了这位女士的大脑成像，她发现：当看到触摸的情景时，这位女士的镜像神经系统比同龄人活跃得多。[③]在这篇论文中，布莱克莫尔还提到了一名因中风而左半身瘫痪并丧失感觉的男性患者。如果看不到自己的躯干，他就不能感受到任何触感。但一旦他能够看到自己被碰触的部分，就能感受到。这些观察初步表明，我们的触觉感受可能并不一定需要触觉的刺激，某些情况下只要视觉刺激就足够了。

我非常好奇这是怎样的一种体验，所以在 1 月份一个寒冬的清晨，赶在美国东海岸遭遇暴雪袭击的几小时前，我来到了波士顿与乔尔见面。从记事起，乔尔就有这种镜像—触觉联觉，而最令人惊讶的是他的职业选择：他成了一名医生，这也就意味着他每天都会感受到病患的疼痛、起伏的情绪，甚至死亡的感觉。

*

乔尔和我约见在宽敞开阔的酒店大堂里。这座大楼曾经是查尔斯街监狱，因早年囚禁过马尔科姆·艾克斯（Malcolm X）而闻名，曾是波士顿最具代表性的地标建筑之一。现在它已经被改造为拥有 300 间客房的自由大酒店，但仍然保留着那种让人不寒而栗的特色：每层楼都有铁栏杆，可以站在那里俯瞰华丽的中央大厅。不过现在每个"狱间"里接待的，都是为优越的地理位置支付了不菲价格的房客。

乔尔有种让人安心的亲切感。他脸上总是带着微笑，十分真诚，而且很健谈。每次我大笑起来，他都会跟着大笑。他总是带着自嘲的神情，而且非常能言善辩。他拥有好朋友的所有特质。也许我不应该大惊小怪，毕竟乔尔共情的能力远远超出了一般人。如果我把手放在膝盖上，乔尔会感到有只手放在了自己的膝盖上。如果我咬住嘴唇，他会在自己的嘴上感到同样的刺痛。如果我来个单手滚硬币，他会感到硬币在自己手臂上滑过的平滑感。如果我用牙签戳自己的腿，他会感到他腿上尖锐的触感。他将这种感觉描述为一种对真实感受的非完美模拟，如同"一种感受的回声"。而且乔尔感觉到的不仅仅是别人的触感，他也能感受到他人的情绪。当他看到有人表现出困惑的神情时，他也会感到困惑；如果有人生气，他也会觉得情绪起伏。

乔尔和我在酒店大堂找了个角落的沙发坐了下来，点了咖啡。我问他能不能讲讲自己的童年。

"当然可以，"他说，"我大概就是人们说的情绪上早熟和过于敏感的那种小孩。"

在他成长的历程中，他并没有意识到他具有这种特别的镜像—触觉联觉，但现在回想起来，他认为这确实对他的行为产生了影响。他从小就更愿意与大人而不是孩子相处。

"我认为这是因为我可以体会到他们的情感。"他说。

"所以你感受到了他们的情绪，而且很享受这种大人的感觉?"

"是的，我想很可能是这样。我当时感受到的绝不仅是小孩子能体验到的那种简单的快乐、悲伤、害怕或者愤怒的情绪。当我在大人身边时，我能体验到其他各样的情绪——挑逗、疏离感、冲动。那时候我还不知道应该用什么词来形容，现在回想起来我才知道当时自己的感受。比起同龄的小朋友，大人们这些复杂多样的情绪就像是一个梯度丰富的彩色调色板。"

上高中时，乔尔总是喜欢谈论他人的情绪——通常是在他们不愿意讨论的时候。而朋友们会非常反感，他说。

"后来我才知道不能这么做。我学会了权衡什么时候谈论别人的感受，什么时候应该表现得自己对他们的情绪一无所知。这就像是超人克拉克·肯特（Clark Kentish）：一旦戴上眼镜，自己就变得和周围的人没什么两样。"

虽然我知道镜像—触觉联觉是如何让乔尔体验到他人的触觉，但我很难理解他为什么可以感知他人的情感。要知道他并非简单的容易理解周围人的情绪，而是确确实实能够感受到与他们一模一样的情感。[④]如果他不把自己从当时的情境中主动抽离出来，或让自己的注意力集中在某些中性的东西上，他可以连续几个小时都体验着各种与自己无关的情绪。

乔尔解释说："我之所以能感受到别人的情绪，可以归结于他们的站姿，他们的面部表情，以及他们在无意识下做的小动作——这些我都能在自己身上感受到。"

因此，乔尔看到别人微笑的时候虽然自己的脸部肌肉并没有真的在动，但他大脑里重现了别人微笑时产生的那种活动模式，这使他感到自己在微笑，接下来又引发了一种幸福感。这让我们又一次提到达马西奥的理论：躯体的感受是我们情感的核心。

"我能感到身上像是穿着你的衣服，"乔尔说，"这也会给我的大脑传递信号，告诉我这就是我自己的体验。所以当有人表现出很生气时，我的大脑就能感到他脸上的那些反应，如同在我自己的脸上一样，告诉我'你现在正在生气'。"

在 20 出头的时候，乔尔才认识到自己的这种能力与众不同。实际上，他先是发现了自己的字形色彩联觉。乔尔在印度医学实习时，他们小组聊起来冥想。他的朋友艾略特提到，有些人看到字母和数字时会觉得它们是自带颜色的，而这些人似乎更容易达到冥想的状态。

"我当时心想，'他为什么这么说呢'？"乔尔抿了一口咖啡说道，"说得就像是这有什么特别的一样？我一直以为，每个人都是这样的，只要是个人就会这样。"

他后来把艾略特叫到一边，问他看到数字有颜色是不是很正常。

艾略特委婉地道出了实情。"不，"他说，"一点儿也不寻常。"

"这是我第一次开始了解到自己有联觉。"乔尔说。

后来他到了位于加利福尼亚州拉马钱德兰的实验室，作为一名被试者进行联觉测试，才又发现了更多的不寻常。研究人员先问了他各种各样的问题，然后开始跟他谈论起他的镜像—触觉联觉，他们以为乔尔知道自己有这个症状。

"我当时就觉得，'哦，什么，所以也不是人人都会这样？'那种感觉真的就像是拨开云雾看见了太阳。"

他说现在的他对自己的认知总是感到不太自信，事事都觉得没有把握。

"现在我会更经常地跟别人谈起自己的感受，最多不过是被批评说'是啊，人人都这样，没什么特别'。对我来说，经常检查一下自己的认知，然后有人说'对，这很正常！'让我觉得很安心。"

除了字形色彩联觉之外，乔尔看到别人的时候还会感知到相关的数字。不仅如此，在他看来每个数字都有鲜明的个性。

当他谈到这个问题的时候，我问道："那这些数字的个性能够代表那些人的性格吗？"

"我没有客观系统地测试过，所以不敢肯定，"他说，"但我觉得应该挺准的。"

这引起了我的好奇心。我以为自己已经知道所有类型的联觉，但这种情况还是第一次听说。

"那么有多少种数字和性格类型呢？"我问道。

"就像一个人有多种人格特征一样，每个数字只表征了某一部分个性，所以当我遇到一个人时，他们可能会有很多数字。"

我没听懂，而乔尔立即感觉到了这一点。

"来，我可以给你举例说明，"他说，"就拿你来说，我看到最显著的数字是8，然后有一些1，有几个0，最后背景中还有9。"

"那这些数字都是什么性格呢？"我问道。

乔尔微微一笑。"嗯，其实我很难凭自己的主观感受对这些丰富的性格进行完美的描述，一方面是因为这确实很难，另一方面是因为我作为一个科学家也觉得有些荒唐。但不管怎么说，我来说说吧。每个数字都是有颜色的。8是亮黄色的，就是那种鲜活的香蕉黄。1是油黄色，0是我最喜欢的数字之一，它是一种干净明亮的白色，还有一层光晕。"

"所以我有彩色光晕而且是半透明的。"我大笑起来，回到了鲁本对我的光环的描述。

"8像是一个勤奋、勇敢、认真的人，还有着强烈的意愿。1也是这样的，但更具有竞争性。"

我想，我家人肯定觉得这个说的还是很中肯的。"乔尔，我觉得这像是看手相。"

"嗯，是的，我想读心术大概就是基于此吧？"他说，然后继续他的描述，"9是一个非常黑的数字，会让我联想起高管，权势高的人，会有坚定的行为准则，如果他们愿意，可以指挥所有人。而我所看到的0就有种禅意，非常冷静中立。"

不用说，我多少感到有些不安，这个人认识我还不到一刻钟就能总结出我的性格。但某种程度上来说，我们每个人都会这么做。我们往往会对初次见面的人下结论，在我们的脑海中总结他们的性格，把他们分门别类。只是大多数人都不会把这些描绘得这么清楚，很多时候，这些判断只是一种模糊的本能，被我们称为直觉。

"那人们身上的数字会产生变化吗？"我问乔尔。

"这有点像图像对焦的一个过程，"他说，"随着我收集的个人信息的增加，图像就会变得更加清晰，大大小小的数字就会被添加到不同的位置。然后当我对一个人了解足够深入时，就构成了一幅由数字色彩组成的山水画。比如说，我有个朋友就像是灰色火山口上形成的一片深蓝色湖泊，因为他有各种各样的7，还有4，一些6，几个0，而最多的数字7就是那片水。"

"数字7代表了什么特质呢？"我问道。

"7是一种可爱的怪异。你也认识这样的人吧，他们虽然有些怪癖，但确实非常招人喜欢！"

"那么当你看到镜子中的自己时，你也会看到数字吗？"

"是的，不过不完全是数字。这有点像是朝着镜子照手电筒的感觉，因为灯光实在是太亮了，我看不到过多的信息。非要说一个数字的话，可能会是 0。我也会觉得自己看到了 4，但也可能是因为我太想看到 4 了，因为那是我希望自己拥有的特质。4 是一个平和、舒缓、友好的数字，就像是细雨前的一阵微风。"

"你会觉得看到别人身上的颜色和数字会影响到你对他们的看法吗？"因为我想起来，鲁本有时会刻意区分这两种情况。

"是的。我年轻的时候，会根据这些观察对人们做出相应的反应，有时候会特别喜欢或者特别讨厌一个人。但随着我对这种现象的理解更加深入，我能够开始更客观地审视自己的观点。"我会问自己，"这个观点对吗，是不是包含了自己的偏见？我不喜欢这个人是不是因为我看到了许多 5？我是不是应该多考虑一下 3 的优点？"

"那你会不会有时候完全忽略这些数字呢？"

"有的，但我发觉忽视它们结果往往更糟糕。这些数字本质上是一种直觉，而完全忽略它们就等于忽视自己的本能。"

我环顾大厅，人们在周围四处走动，进进出出或者坐下来喝杯咖啡，用用笔记本电脑。我很好奇乔尔的这种感知能力的距离限制，他能体验到周围这些人的感受吗？我请乔尔来描述一下他此时此刻体会到的一切。他扫了一眼坐在旁边长沙发上的 3 个人。"我能感觉到那个女人的脸颊抵着手机的感觉，"他说，"接着旁边的那个男人这样耸了耸肩，头一直低到脖子里。"乔尔把下巴顶到脖子上。"我能感到自己的下巴上也像是长出了双下巴。然后你刚才注意到有个女人急匆匆地跑过去了吗？我的后脖子上就像是有头发在来回摆动一样。"

如果乔尔会不间断地接受着周围的海量信息，他是怎么做到集中精力完成任何事呢？我正要向他发问的时候，他又说了一句让我震惊不已的话。

"你看这个，"他突然说，指着我们桌上那个细长的花瓶，"我也能感受到它。"

"你也能感知到非生物体？"

"对，当我看着它的时候，也会感到自己的颈部被拉长。"他扬起了头，"感觉就像我的脖子一直向上伸，抬高了头部。"

"有时候，我会突然感到莫名的烦躁或愤怒，我就会环顾四周，然后发现余光中某个物体像是一张愤怒的脸，我就一下明白，'哈，是的，就是因为它我才有这种感觉'。"

*

我们每个人从小就开始模仿他人：不信你可以试着朝新生儿吐舌头，就会发现他们也会朝你吐舌头。我们也会在无意中模仿别人的行为方式。英国前首相托尼·布莱尔(Tony Blair)以擅长效仿各种口音来迎合他的听众。事实上，我们都有模仿他人的倾向，包括口音、面部表情、肢体语言，以及他们的行为举止。一些研究表明，当人们细微的肢体动作被模仿时，他们对模仿者的态度会更热情。这种无意识的模仿行为就像是一种社交黏合剂：如果我们的肢体语言相似，那么我们的心理状态也必然相似。但这里我要提醒一句，如果你刻意地去模仿一个人让他喜欢你，你的注意力会被分散从而适得其反。

虽然我们也会有这些模仿行为，但很少有人需要费心来区分自己与他人身上发生的事。但对乔尔来说，他的大脑却难以将两者区别开来。为了找出原因，我拜访了戈德史密斯学院的一位神经科学家迈克尔·巴尼斯（Michael Banissy）。我住在伦敦的东南区，而他的办公室距离我家只有几英里。他的实验室通过研究各种有社交困难症的人来了解人与人之间为什么会存在差异。他扫描了包括乔尔在内的几个镜像—触觉联觉者的大脑，似乎找到了造成这种奇特感知能力的原因。

脑部成像结果显示，当这些联觉者看到他人被触摸时，他们的镜像神经细胞会特别活跃。很可能当细胞的活动超过一定阈值后，人们就会有意识地感到触觉，而镜像—触觉联觉者仅仅通过观察他人细胞的活性就会产生并超过阈值。⑤

但如果我们看到他人被触摸和亲身感受到触摸时镜像系统会同等活跃，为什么我们不会觉得像是有人在触摸自己的身体呢？其中一个原因是，当你看到他人被触摸时，你皮肤上的触觉感受器没有受刺激，所以他们向大脑发送信号说"我没有被触摸"，从而抑制了一些镜像神经细胞的活动。有些情况下，截肢患者会感觉到自己缺失的肢体区域被碰触，仅仅因为看到他人同样的区域被碰触。由于缺失的肢体不能发送任何信号，他们的大脑里就得不到正常状态下的否决信息。那么又是什么导致了乔尔的镜像系统无法正常运行呢？

要回答这个问题，巴尼斯的团队没有再关注镜像系统，而转向其他脑区寻找异常活动。他们的发现十分惊人：镜像—触觉联觉者的颞顶交界处的脑组织似乎较小，而这个区域据说是用来区分自我和他人的。

"这很可能说明他们对自己和他人的界定很模糊。"巴尼斯说。

为了进一步验证这个想法，他找到 8 名镜像—触觉联觉者来参与一个游戏，他们被要求通过模仿他们的观察对象举起一根或者两根手指。而当他们仅仅被告知需要举起手指的数量，但他们的观察对象会举起不同数量的手指时，对他们来说任务难度显著增大。[⑥]

他说："仿佛他们的大脑不能自已地认为那个观察对象就是自己。"

在默认状态下，乔尔的大脑会无节制地镜像周围的一切，超出活动的阈值而使他人的感受成为自己的知觉。

那天晚上晚些时候，乔尔和我再度冒着寒风，相约在自由大酒店的餐厅吃晚饭。乔尔急匆匆地赶到，虽然只是迟到了几分钟。他解释说在来的路上，他一直在极力摆脱从同事身上感到的消极攻击性情绪，他认为这是最糟糕的一种情绪。

"那种情绪中带有的恶意，对我来说非常糟糕。"当我们到餐桌边落座后，他解释道，"我真的需要专门花时间才能让自己从那种情绪中剥离出来，我能感到自己的喉咙里有个结。这种感觉非常鲜明，我就觉得'呃，神啊，这太痛苦了!'而我一点也不想变得具有攻击性。大多数情况下，我都能很快转换，但偶尔也会出现这种情形，陷入某种情绪里，然后我不得不面对这种烦躁的情绪去努力摆脱它。"

乔尔也不喜欢人们有意地去隐瞒自己的情感。"如果我看出你面具下真实的情绪，那也让我觉得很糟糕。我会加倍感受到那种情绪。"

"这在医院里会时有发生，不是吗?"

"是的，可以这么说。有时一些患者会说他们挺好的，但我知道他们感觉一点都不好，因为我能真切地感受到那种极为强烈的消极情绪。比如我知道他们都快哭了，因为我自己也要哭了。但大多数时候这种能力其实是对我有所帮助的。我不敢说自己能够完全感同身受，但我能感到他们的不舒服和心里的痛苦，或者他们那种害怕或困惑的情绪，或者好转的感觉。很多时候，我很难分清这些感觉哪些是因为我的镜像—触觉联觉能力，哪些只是正常的人类同理心。"

在医院这样的环境里，我很难想象乔尔是如何保持冷静的。如果有人感到疼痛、咳嗽和气喘，乔尔就会感到自己的胸腔不适。当有人进行插管手术时，他就会有种喉咙被插管时那种声带绷紧的感觉。当他给别人做穿刺时，他能够感到针管慢慢插入自己皮肤的感觉。

他不仅仅会感到患者身体上的不适，还有他们的家人和护士的各种焦虑情绪。他最终学会了一种（非常有效的）技巧来管理自己波涛汹涌的情绪，就是将自己的注意力引导到其他地方。

"我会试着把注意力集中到屋里最镇定的人身上，或者只是盯着我的袖子或其他东西。"他说。不过，在繁忙的急诊室里，他的联觉还是难免会发生。"一次，我还在上医学院的时候，看到一只被截掉的胳膊。我清晰地体会到自己的手臂被扯断的那种切身之痛。那种感觉太可怕了。我猜当时的感受之所以如此鲜明，可能是因为我以前从没见过这种情况，比起见过的事物，这种新鲜事物会让我产生更强烈的感受。"

当然，这种超强的共情能力在诊断患者或发掘病情本质的时候常常会派上用场。乔尔认为，由于体验到的他人切身之痛和对细节动作的高度敏感，他的观察更为敏锐。"我可以发现别人注意不到的眼部和嘴巴的细微抽搐和变化，这能够让我更快地诊断，或更好地理解那些复杂的病症。"

"有没有在某些情况下，你会有意使用这种超强的共情能力呢？"我问道。

"当我遇到重病患者时就会特意使用这种能力。大多数患者都很期待这种感觉：自己和照顾自己的人之间存在某种联系。另外，在告知患者末期诊断结果时，我也会这么做，比如得了阿尔茨海默病的患者。确诊病情的对话都不容易，而尤其对这些患者来说，他们可能对自己的病症有一些了解，大概知道出了什么问题，但又没有足够的思考能力来真正了解事态的进展。所以我会通过这种能力来尽可能地与患者交流。"

他说这种能力有点像电脑屏幕上的多任务窗口。"我可以选择把某个窗口最大化来充分感受那种生动的体验，但无论怎样都会有许许多多的背景处理程序时刻影响着我。"

"那你不能把它们完全关掉吗？"我问道，"完全忽略身边其他人的感受？"

"不可能的，周围总是会有这种白噪声，雾蒙蒙的一片。估计只有傻瓜才会相信我感受到的某种情绪完全属于自己。"

我突然想到，乔尔肯定已经见证过很多人死去的时刻了。我问他当时有什么样的感受。

"简单来说，"他说，"就像是我自己也即将死去一样。尤其是在放手之前的那个时刻，感受特别强烈。那不像是某种感觉的存在，更像是一种感觉的消失。这有点像你在一个房间里，背景音里本来一直有一个空调机的嗡嗡声，但突然间它就消失了。那是一种令人不安的寂静。"

乔尔第一次见到死亡时并没有心理准备，靠近他的一个病床上有个男人，正在等着被转到医院的其他地方。而乔尔的身体就镜像了那个男人，突然间他感到自己的呼吸减慢了。当时乔尔并没有在主动想象死亡的感觉，但他的身体真实地模仿了这个过程。"我需要开始刻意地呼吸，否则我感到自己的心跳也会完全停止。"

听到这里，我很好奇乔尔一开始为什么会对这个职业感兴趣。一方面来讲他的能力完美胜任这个工作；但另一方面来讲，这个工作对他来说简直像个噩梦。

他说成为一名医生的灵感之一来自于他之前的一段工作经历，他之前在路易斯安那州的一个乡村诊所里担任叔叔的医疗助理。"那时我意识到医生对社区是多么重要，而一直以来我都希望能够帮助别人。我考虑过各种选择能够让我感到快乐，还能赋予我正能量和生命的意义，这些因素综合起来就让我选择了医生这个职业。"

他说，他会在家看恐怖片和惊悚电影以帮助他应对工作中的各种意外情况。

"我知道这听起来有些怪，我也明白其他镜像—触感联觉者会觉得看这种影片只能带来心理负担，但在我看来这是我要锻炼的一部分。它能让我更好地理解他人，更有效地处理危机时刻。要是一个医生在见到流血事件或面对暴力的时候就不知所措，那他还有什么用呢？对我来说，越是新鲜、出人意料的体验，我的联觉感受就会越生动，所以我会故意让自己看这些镜头，这样当我在现实生活中遇到这些情况时，它们就没有那么鲜活了。"

"如果你没有当医生的话，你觉得你也会这样做吗？"

"嗯，我想我还是会认为这是我自我成长的一部分。这对我来说就像是一种体验世界的方法，可以让我的生活更加充实。我可不想亏待了自己。"

其实不止乔尔能够过分沉迷于他人的感受，我们所有人都可能被他人的痛苦所影响，也就是所谓的情绪感染。人们的情绪可以像病毒一样传播，甚至带来一些非常可怕的后果。

这种理解他人感受的同理心对有效的人际交往至关重要——很可能正是同理心让人类在进化过程中迈进了一大步，因为我们是一种社会性的、具有合作精神和道德感的物种。但过多的同理心可能会让你产生心理疾病。特别是护士，很容易被这些情绪弄得精疲力竭，最终导致他们的身心健康受损。他们会感受到大量的焦虑和压力，甚至还有愤怒和侵略感，而且他们的共情能力也会下降。

你可能认为自己绝不会受到这种传染性情绪的影响，但已有多项实验表明并非如此。2014 年，研究人员通过调整脸书的算法给一些人推送更多消极或更积极的帖子，以此来左右人们的情感。他们的研究表明，看帖子的这些人自己也会相应地变得更加消极或更加积极。[7]针对推特用户的实验也得到了类似的结果。

虽然有些人本性就会更有同理心或者缺乏同理心，但我们还是可以改变自己的常态。2013 年，荷兰脑科学研究所的克里斯蒂安·凯瑟斯(Christian Keysers)和他的同事们验证了这个理论。他们找到了 22 名被确诊患有精神疾病的男性罪犯,他们的共情能力被认为低于常人。他让这些被试者看了各种视频,包括相爱的人们,痛苦的人们,或是不被社会认同的人们,与此同时对他们的大脑进行成像。结果显示,相比于没有精神病史的对照组,这些病患负责共情的脑区活跃程度要低得多,尤其是他们的脑岛细胞。正如我们在前文所见,脑岛对协调来自大脑和身体的信号至关重要。而当凯瑟斯的团队让被试者试着理解视频中的人们时,这些患者的脑部成像变得与对照组的活跃程度相似。[8]这个实验表明,在我们内心深处都具有各种共情能力,我们可以选择忽略它或使用它。

那么我们怎么能适度地共情而不至精疲力竭呢?德国莱比锡的马克斯·普朗克人类认知与脑科学研究所的塔尼亚·辛格尔(Tania Singer)进行的一系列研究表明,我们应该把共情能力转化为同情心。[9]我们常常会交替使用这两个词,但它们是具有不同含义的。同情可以说是对他人关切的想法。比如妈妈帮助一个吓得大叫的孩子。而共情是将自己置身于他人的角色来间接地体验他们的情感。在佛教僧侣倾听女人尖叫等令人痛苦的声音时,如果他们同时进行某种类似于慈悲冥想,那些涉及共情的脑区,比如脑岛,活跃程度会降低。而那些没有受过慈悲冥想训练的人听到女性尖叫时,大脑的疼痛神经网络会被激活。

辛格尔想进一步了解短期的慈悲冥想训练能否帮助人们变得像僧侣那样思考。经过短短几天的课程,他们的大脑对待他人的痛苦反应已经开始更像那些冥想的僧侣。他们依然能够为他人着想，但不再会与他人一起经历那些感受了，初期的研究结果表明，这使得他们的幸福感增加了。

如果你想亲自尝试，这种慈悲训练主要是冥想将那种对身边爱人的温暖和关怀的感受延伸到周围的每个人。通过专注于这种同情心而不是共情能力，你可以保护自己免受情绪倦怠。

*

在我们吃晚餐的过程中，乔尔多次谈到自己也是一名病人。一次他经历了一场可怕的车祸，他翻车之后进了重症监护室，颈部撕裂还需要用护颈带。现在，每次他见到一个与自己年龄相仿的带着护颈带的人，他的感觉都异常鲜明，因为他真切地了解他们的感受。他的第二次住院经历更加夸张。那是 2005 年，乔尔在海地与当地政府合作为偏远地区提供医疗服务。在旅途中，乔尔突然出现了头痛的症状。"这和偏头痛完全不一样，就在我的右脑的一个很具体的位置。"他说。

幸运的是，这次的旅途中有一位是神经外科医生。

"如果你突然开始头痛，这意味着什么？"乔尔随意地问他。

外科医生半开玩笑地说："哦，一般来说意味着你会死。"

"我当时就说，'哈，是不是真的，因为我突然开始头疼了'。"

当他回到波士顿之后，这个神经外科医生请他的两名助手给乔尔做了一个全面检查。他们发现乔尔的大脑上方看起来像是有个嵌入肿瘤，已经挤到了他的头盖骨上。虽然不清楚这个肿瘤是否长在大脑皮层上，但它需要马上切除。

在会诊室里，一位外科医生打开乔尔的头盖骨，找到了一团跳动着的血管组织。他拿出这团组织，用电灼器灼烧止血，然后用骨骼黏固剂填上头骨的缝隙。万幸的是，肿瘤是良性的。当乔尔从麻醉中醒来，他做的第一件事就是看字母。他想知道手术是否影响了他的联觉。

"我想找个字母看看它是不是还有颜色——万幸的是，我还能看到字母的颜色。"

目前还不清楚乔尔的脑肿瘤是否导致了他的镜像—触感联觉。但肿瘤的确是在靠近脑部的颞叶和顶叶交界处，如果从他一出生那些增生的血管就存在，很可能更多的血液营养供应到了那个脑区使其发育异常，从而导致了这种难以区分自己和他人的情况。

我们一边吃东西，乔尔一边给我讲述了他这周的工作是多么棘手。他最近在指导一个托雷氏抽动综合症的临床教学。其中有个患者有自残倾向的肌肉抽动，包括嚼咬自己的口腔，抽打自己的脸，还有磨牙。

"这对我来说真的是个巨大的挑战，"他说，"大多数的抽动行为都非常出人意料，对我来说是非常容易感受到的。我需要特别努力才能抑制住自己重复这种行为。我经常要故意盯着电脑屏幕或者看地面来使自己脱离这种状态。"

几天前，这个患者总是用指节戳自己的脸，造成的伤口过于严重，于是乔尔只能给他的嘴部做了手术。这个过程尤其难熬，因为出了不少状况。

"每当他抽搐的时候，我都感到脸上像是挨了一拳，"乔尔说。"我感到自己的牙齿几乎都要把我的嘴唇咬破了。"

然后有一刻他完全措手不及。"病人使劲地抽打自己的脸并且

不可思议的大脑

咬牙切齿，发出很大的声响，这时我能感到自己脸上极其夸张的振动。这些动作真的刺激了我的内部感知系统，然后给了我一种非常真实的体验。"

我很好奇乔尔平时都做些什么来让自己远离这种体验好好放松一下。他说会健身。而让我惊讶的是，他的镜像—触摸联觉能力在这种事情上也会派上用场。"我比一般人更容易学习新的运动技能。"他说。比如他观看网球教练示范发球时，他能够亲身感受到教练的动作，这样一来，当他自己再重复时就能判断与之前的动作是否匹配，如果没有的话问题出在哪儿。

只要时间允许，他每天都会跑步。他常常会在跑步机上看日本漫画，因为其中经常有奔跑的镜头。"如果我在跑步，而漫画人物也在奔跑，就不会有不协调的感觉，在那个短暂的瞬间，一切都变得顺理成章了。"

只要和乔尔待一段时间，你就很难忽略这种特别的感觉，他就像是一个了解你的老朋友。你说出上半句，他就可以接出下半句；你稍有不明白或者遇到困难，他马上就能感受到。但有时这种能力反而会给你们的关系带来问题。在过去的一年里，他一直在处理他的离婚问题。对谁来说这都不是件容易的事，而对一个镜像—触摸联觉者来说，就更加复杂了。因为每次争吵中，乔尔都会亲身体验到对方的感受。而每当他试图解决自己的问题时，对另一个人的过度同情就会让他难以分清自己的立场。

他的前妻现在住在西雅图，而在分手过程中吵得最厉害的一次是在网络视频中。乔尔说，争吵的时候多亏了屏幕的角落里有自己的头像。

"每当我意识到自己过于陷入他的想法时，我就看看自己的头像，然后让自己回到自己的真实想法中。"

"听起来很棘手啊。"

"是啊，的确如此。每当我说了什么，就会影响到他，然后就又影响到我，整个过程就像是个不断动荡的螺旋。"

我不敢想象，如果乔尔不是这么聪明，这么乐于了解自己的大脑，那他的生活会是什么样的。他说如果自己没能力来理解和处理这些体验，他的世界很可能就崩塌了。"这些经历很容易让人感到焦虑不安"，他说，"这些体验甚至可以统治我的整个世界。在医学上，这可能就是某种类型的精神分裂症、精神错乱或躁狂症。"

突然我们旁边的什么人放声大笑。我很好奇这会不会让乔尔有那么一瞬间感到高兴。而坐在另一面的夫妇看起来在进行非常认真严肃的交流，也许那才是乔尔此刻感受到的情绪。

在面见乔尔之前，我总是遗憾自己没有任何的超能力。人们时常抱怨难读懂某人，或者希望知道别人的感受，但如果真的可以拥有这种能力，我们愿意吗？这恐怕会让人整天都在奔波于各种情绪之间疲惫不堪。

"是的，这种情况完全可能发生。"他说，"我越是不注意的时候，就越难处理其他人带给我的情绪。但这种能力也是有好处的。比如我感到心烦意乱的时候，我可以自我反省：'这种烦躁到底是我自己的想法还是反映了其他什么人的体验？'如果是后者的话，我就能很快摆脱这种情绪，找出原因来有效地抑制住这种情绪，然后去帮助那个人解决他/她的问题。"

不可思议的大脑

他说这就像是在学习冲浪。"你内在的整个情感生态系统一直处于动态变化中，但如果你能掌握这种变化并积极地接受，你就能够随着浪潮一起前行甚至学会享受这种感受。当一个大浪打来，不论是正面的还是负面的，你都能享受这种波涛汹涌的感觉。"

"你有没有过和别人相处是为了分享一点他们开心的情绪？"我问道。

他大笑起来，"当然了！我会故意去对人们微笑，这样他们就也会向我微笑，然后我就会感到很嗨"。

"很嗨？你是说那种情况下会让你有比自己独处更爽的感觉？"

"对，正是如此。我尤其喜欢看到人们相互拥抱。这让我感到特别温暖、特别舒服。我属于比较善良有爱心的那一型，而这很大程度上是因为我发自内心希望别人能感到舒服，而另一方面，这样我也会觉得很舒服：当人们没有负面情绪时，我也不会体验到负面情绪；当他们很积极时，我也会拥有那种感觉。这听起来既无私又自私——大概我其实是个无私的自私鬼吧！"

在晚餐接近尾声的时候，乔尔指了指墙上的壁画。那是一幅非常抽象的画，充满了黑色、棕色、白色的旋涡，对我来说毫无意义。但在他看来，却不是那样的：因为旋涡就像字母和数字一样也有自己的颜色。我又问他在这里还能感受到什么。我以为他会谈到坐在我们旁边的人，但他却说他能感到脖子后面有只手，因为我的手正在轻轻撩着头发。我微笑起来赶紧把手放在膝盖上。他又说他能感到我在轻咬嘴唇。

"现在，我能感觉你刚刚触摸到脸颊的触感，现在你的嘴角微微紧绷，眯起了眼睛和——"

"够了够了！"

突然之间我开始意识到自己的每个小动作，而两秒钟之前我还从没有想过。在那一刻，我瞥见了乔尔的感官体验到底对他的生活有多大的影响。

"这就是为什么我平时不会主动和别人提起的原因，"他轻轻地说，"这会让人们感到尴尬。"

"嗯。我知道你能体验到我所有的感觉之后，就很难集中自己的注意力了。"

短暂的沉默之后，我问道："你觉得你体验到的感受与他人的真实情绪有多相似？"

"有些时候我觉得它挺准的，尤其我能感到那时那种神秘的氛围。"他笑起来，"我内心的科学家很不喜欢这个形容词。但大多数时候，我并不能完全地体验到你的感受——我不可能变成科幻小说里的量子，然后跑到你的身体里。要说我认为自己能感受到你的全部痛苦和你的情感，就像我自己的痛苦和情感一样，那简直就是对你的不尊重。而对我来说，宣称对你的全部感觉一清二楚是非常粗鲁的行为，甚至可以说是一种……亵渎。"

我突然觉得，他可能是故意对自己的能力轻描淡写，让我觉得自在一些。也可能他不愿意透露我们的感受到底有多么接近。我静静地坐在那儿，轻轻咬着自己的下唇。我立刻又为这个小动作后悔了。然后我又希望自己没为这个小动作担心，因为我又为此皱起了眉头。接着我再次把头发撩到了一边，我能意识到自己的一举一动，突然我抑制不住地想打哈欠。我从伦敦先去了德州和亚利桑那州的凤凰城工作了一个星期，然后才来到波士顿，由于各种时差和长途跋涉我感到疲惫不堪。而我在试图忍住打哈欠的时候，又意识到这其实没什么用——如果乔尔能体会到我的感受，估计他已经知道我累了，也许他知道我在忍住打哈欠，也许他会认为我觉得无聊了。我怎么才能通过我的面部表情来表明自己对我们的谈话很感兴趣，只是因为旅行太累了呢？我对谈话感兴趣的时候脸上一般是什么表情呢？我一下子陷入了自我分析的无底洞里，完全没听到乔尔刚才说了什么。

而要想假装以为自己没走神也是不可能的。

*

当我俩一起分享一道奶酪薄饼甜点时，乔尔和我谈起了当年拉马钱德兰对我说的让人感慨万分的一句话：要知道你我之隔不过是一张皮囊。

"镜像神经细胞让我们彼此相似，"拉马钱德兰曾说过，"它们对你我的所作所为会做出同样的反应。要是没有这层皮囊，我们就融入了对方。"

虽然只有乔尔的这种能力被展现到了极致，但这并不是他独一无二的大脑特异功能。就像本书其他那些非同一般的人物一样，他只是这种人人都有的能力的一个极端例子。

乔尔对此也表示赞同。"他人的情绪一直存在于我们的周围并影响着我们。"他说，"我对这些感受可能会比一般人更强烈，但其实每个人都或多或少会受到影响。"

这个让人欣喜的想法值得我们每个人谨记在心：我们的思想不是孤立存在的。之前的章节里我们认识到大脑的思考也依赖于我们的身体，而事实上远远不止这样。大脑的思考甚至可以跨越我们的骨骼边界，延展到周围人的身体上。通过这种方式，我们所有人都相互联结起来。当我们对他人微笑时，我们会在别人的大脑中留下一个小小的烙印。在他们运动皮层深处的某处，他们的大脑也在对我们微笑着。

一切皆有可能

春日的清晨，充满海盐和松树气息的海水冲刷着挪威的南海岸线，景色宛若仙境。高速主干道迂回在锯齿状的峡湾中，这些峡湾两旁种满了绿色和橙色的树木，偶尔还可以瞥见冰蓝色海洋。

从四通八达的首府城市奥斯陆市驱车 4 小时就到了挪威的最南端，一个叫阿伦达尔的美丽海滨小城。这座城市可以遥望到周围散落的小岛，被认为拥有世界上最美丽的海景。这里遍布古老的木屋、鹅卵石街道和色彩缤纷的酒吧。

但我开了 400 英里来到这里并不是为了观光，而是去参观一家名为厄斯特伦—本尼斯泰德（Østereng & Benestad）的小型办公用品公司。

*

一个月前，我正在清理屋子，准备把各种笔记收进箱子里，放到阁楼上。这时候，那篇已经被我翻皱的关于跳跳法国人的论文掉了出来。这篇论文可以算得上是这本书的创作源泉了①，于是我盘坐在书房的地板上再次回顾起这个故事。

那是 1878 年，乔治·米勒·比尔德来到了缅因州北部的穆斯黑德湖。他听说在该地区工作的一些人正受到一种奇怪疾病的困扰。当地人幽默地把他们称为"法裔跳跳人"。他们是法国和加拿大人的后裔，整个冬天都在与世隔绝的环境中伐木。比尔德第一次遇到这些人时正好是夏天，他在酒店里见到了两个在那里打工的跳跳人。

其中一人同意让比尔德对他进行一系列的实验。这位年轻人坐在椅子上，开始用刀削他的雪茄。比尔德猛地一拍他的肩膀，叫道"扔"，这人就像出了枪膛的子弹一样，猛地跳起来把刀扔了出去，直接卡在了对面的柱子上。后来，当他站在另一名员工旁边时，比尔德向他喊"出击"，他立即毫不犹豫地击打了同事的脸颊。只要有人轻轻地踢一下他的小腿或突然拍一下他的肩膀，他会大叫着蹦起来。虽然已经知道自己在接受测试，他还是会对轻微的拍打做出巨大的反应。

比尔德当时见到的另一个跳跳人只有 16 岁。说是为了帮助比尔德的研究，酒店的人经常逗弄这个少年，搞得他精神紧张。他这么紧张也是事出有因：一次他站在另一个跳跳人旁边，一个陌生人朝他们喊道"出击"，害得让他们同时跳起来一拳打到对方的脸上。比尔德说，这可不是什么"温文尔雅的小打小闹"，而是"正儿八经的一记重拳"。

到了湖边之后，比尔德见到了更多的跳跳人。他们之中有一个是酒店的服务员，无论谁大叫"放下"，他就会马上放下他手头的任何东西，结果一次他把一盘烤豆子直接放在了酒店客人的头上。[②]

那么比尔德的实验结论是什么呢？他说，这些人都正值壮年，由于各种体力劳动使他们都身强力壮，非常健康。他认为这看起来并不像是一种疾病，而是本能的惊跳反应，由于某种原因过度敏感强化的结果。

我们都会惊跳，这是一种对突发性噪声和举动做出的防御性反应，某些情况下可以保护我们免受伤害。它是我们"战或逃"应激反应（Fight-or-flight response）的一部分，是无意识情形下一种自主发生的条件反射。在这个过程中我们会心跳加速，会将注意力集中在潜在的危险状况中，并分泌出大量激素让我们可以高速运转。这些反应在不同人之间强度差异极大。例如说，电视里对我来说觉得没什么大惊小怪的画面，却可以把我的丈夫吓得跳起来。创伤后应激障碍患者由于将强烈的情感经历和噪声联系起来，就会出现过度敏感的惊跳反应，他们的大脑处于高度戒备状态使得他们对即将到来的反应阈值降低。周围的环境也会影响我们的反应程度。比如，在一场友好的捉迷藏游戏中有人突然跳出来吓你一下，和在一条漆黑的小巷中一个陌生人突然跳出来相比，显然后者会让你更加惊慌失措。比尔德报道的这些法裔跳跳人一开始就有比较强烈的惊跳反应，然后他们的朋友和同事又不断挑逗让这些反应得到进一步的强化。因为在与世隔绝的森林中，这是人们主要的娱乐项目。而跳跳人的这种行为也让他们获得了积极的关注：人们都会大笑，笑声在任何情况下都会鼓励我们的行为。

*

坐在书房里，我不禁好奇这些人后来怎么样了，还有他们的症状是否还在持续。于是我联系了玛丽亚—伊莲娜·圣—希莱尔（Marie-Hélène Saint-Hilaire），波士顿大学医学院的神经病学副教授，想进一步了解他们的状况。我告诉她这个故事是我写下这本书的动力，而她很可能是最后一个见过跳跳人的人。[③]

"是啊，这确实非常有意思，"她说，"他们就像着魔了似的，真的是人如其名。"

20世纪80年代的时候，圣—希莱尔还是蒙特利尔的一名医科学生。有一天，她的神经病学教授问她有没有见过法裔跳跳人，因为她是在魁北克长大的，那里离缅因州不远。

"我从来没见过他说的那种人，"她说，"但因为我需要在不同的地方做科室轮转，我就决定回到家乡去做一轮。那时候，我问祖父是否知道跳跳人。"

祖父告诉她："当然，咱们这条街上就住着一个跳跳人。我们小时候总让他跳起来，非常有趣。"

圣—希莱尔和她的父亲，一位神经病学家，决定去采访那个跳跳人，并把他们的互动拍摄成录像。"我们问他还有没有其他的跳跳人，"圣—希莱尔说，"他告诉我们他还认识另外两个男人，以及他的姐姐。"

所有的跳跳人都当过伐木工人或是他们的直系亲属。他们告诉圣—希莱尔，夏天他们在农场和酒店工作，冬天他们就去森林里度过 6 个月，从不离开伐木营地。所以他们已经形成了传统，在冬季开始的时候他们先找出谁是跳跳人，然后就开始经常惊吓他好让他跳起来。

当她的父亲向这些跳跳人询问他们的身体状况并为他们进行神经系统的检查时，圣—希莱尔把这些过程都拍摄了下来。随后圣—希莱尔和她的父亲将他们关于跳跳人的文章发表在一本期刊上，我和期刊取得了联系。近 40 年过去了，期刊的档案里仍保留着那份视频，他们寄了一份给我。片头是一个 77 岁的前伐木工人，他坐在一张铺着厚厚的豹纹毯子的真皮转椅上，周围摆着他婚礼的照片。圣—希莱尔的父亲站在一旁，坐在一个小凳子上向他询问伐木营地的生活。突然，他发出一声喧哗朝着老伐木工冲过去戳他的腿和身体。"啊!"老人喊道，他的双腿飞向空中，双臂在头顶上方左右摇晃。两人都大笑了起来，镜头后面的圣—希莱尔也发出了咯咯的笑声。

"拍摄的时候我父亲让他们跳了起来。"圣—希莱尔说，"真是非常有趣。他们描述了自己年轻时各种夸张的反应，但随着年龄的增长减少了很多。我们认为可能是因为他们不像之前那样，会被频繁地惊吓。他们年纪也大了，远离了初始的环境，所以他们的反应虽然还是很显著，但不像以前那么夸张了。"

他们不会像以前一样，立刻执行别人的指令或产生强烈的条件反射了，但大多数人还有一些应激反应。

"有一次，我的父亲对一位年长的女士突然大喊'跳舞!'，她并没有跳舞，倒是试图打他。"

"你提到的这些跳跳人还活着吗?"我问道。

"没有，他们现在都已经过世了，"她说，"我猜这种现象也随着他们一起消失了。那之后过了不久，伐木营地的生活方式也发生了很大改变。伐木变得更机械化、技术化，人们也不再像以前那样与世隔绝，也不需要那样的娱乐方式了。"

所以故事就在这里结束了。我把纸稿都收了起来，用胶带封住纸箱盖，认为我的旅程也终于告一段落了。

一年之后

那天早上，我盯着屏幕看了三遍那个视频。这是一个朋友发给我的 YouTube 视频。

"这不就像你提到的那种法裔跳跳人症状吗?"她说。

这个视频的标题叫《世上最容易受到惊吓的人》。^④这段短片是挪威电视台播出的视频剪辑片段，里面是巴斯·安徒生（Basse Andersen）和他的同事在纸业公司厄斯特伦—本尼斯泰德的搞笑视频。

巴斯是个头发灰白的中年男子，有着典型的斯堪的纳维亚人坚毅的下巴，带着黑框眼镜，脸上挂着大大的笑容。在视频中（目前观看次数已经超过 300 万次），巴斯的同事让他从仓库里拿一个箱子。巴斯不知道的是，箱子其实盖住了一个人的头，而那个人的身子就藏在下面的另一个大箱子里。当巴斯拿起上面的箱子，看到人头时，就大声尖叫，倒着跑起来摔倒在地。采访巴斯的人问起他的同事时，他们都说巴斯喜欢成为众人关注的焦点，而且他自己也觉得这挺有趣。当采访者问巴斯同样的问题时，一个绒毛玩具落在他的桌子上，巴斯一跃而起以至于在某个瞬间他完全在空中，最后摔倒在地。其他视频也都是巴斯被他的同事们戏弄的场景：他们把纸团扔到他的桌子上；当他不注意时轻拍他的背；他们甚至在他的椅子上放上派对喇叭，当巴斯坐下时就会出声。每次巴斯都会尖叫着跳起来，有时还会挥拳出击。

巴斯有几个特征和法裔跳跳人的情况如出一辙：在这里他成了朋友们的一种娱乐方式，他们发现他是一个跳跳人之后就经常开始惊吓他，而他们的笑声似乎进一步强化了他的行为。

我立刻和他取得了联系，告诉他我认为他可能是一个现代版的法裔跳跳人，并希望和他见个面喝杯咖啡。就这样我来到了阿伦达尔。

当我到达巴斯的办公室时，已经是下班时间了，大多数人都回家了。我俩面对面坐在一个有落地窗的小会议室里，巴斯给我讲述这一切的始末。

"自从他们录制了那个搬箱子的恶作剧后，所有人都知道了我

结语　一切皆有可能

有多容易受到惊吓，他们就开始一遍又一遍地吓唬我。现在一天到晚都会有人吓我。"

他指了指自己的办公桌，周围都是高墙环绕，靠近前门。"我工作的时候全神贯注。而这时候他们就能轻易地跑到我身后吓我一跳。他们总这么干。"当他讲起这些故事时脸上露出了大大的笑容，而在回忆起自己跳得最高的那些时候他大笑起来。

"最夸张的一次是在阿姆斯特丹，我去了一个地牢鬼屋，他们会带你到处走，然后有人会吓唬我。我当时跳了太多次，最后都吐了，他们不得不把我抬了出去。"

他再次大笑了起来，摇了摇头。"当我被吓到时有点难受，会全身发抖，但自己也会觉得很可笑。大多数时候我会想自己'真是个白痴'！"

我很好奇他的家人有没有同样的过度惊吓反应。"没有，"他说，"我有一个兄弟和两个姐妹，他们完全不会这样。"

"你觉得自从同事们知道之后，这个反应加重了吗？"我问道。

"当然了，"巴斯说，"绝对是变得更严重了。现在我一直处于高度警戒状态，随时准备着他们下次要吓我。我能理解他们为什么这样做，确实很有趣。我通常情况下也并不介意，但有时我真的很忙的话就会要求他们不要吓唬我。"他停顿了一下。"实际上，我现在甚至不需要周围有其他人就能吓得跳起来。"

"这又是怎么回事？"

"我经常会把自己吓得跳起来。"他指着他的衣领，"有时候，我眼角的余光瞥一眼自己的衣领，就会把自己吓得尖叫然后跳起来。"

不可思议的大脑

巴斯的故事很快传遍了整个小镇。现在只要他去任何公众场合，人们就会试图吓他一跳。"所有人都知道我的故事了，现在不论我去哪儿都会这样，"他说，"我去商店买东西的时候人们也会这么做。有时我就跟妻子说：'你去买吃的吧，我实在不想再被吓了！'"

当巴斯去餐厅吃饭时，他必须坐在角落里。"这样服务员就不会轻拍肩膀要我让道了。"

"要是你对别人的行为有预期还会被吓到吗？"我说，"比如我突然高举双手？"我在短暂停顿后真的这么做了。

"哎呀！"巴斯整个人立刻飞出了椅子，他的脚踢了一下地，椅子向后撞到了玻璃墙上。他的双臂乱舞，同时发出巨大的尖叫声。我以为已经给了他足够的时间来预测我的举动，但他气喘得厉害，我甚至能透过针织衫看到他心脏的起伏。有那么一瞬间，他看起来和真皮躺椅上的老伐木工人一模一样。然后他一下笑开了花："天啊，我还以为和你在这儿是安全的！"

当我准备离开办公室时，我想起来问巴斯能不能在书里写他的全名，还是希望保持匿名。

"可以写我的全名，"他说，"不过巴斯只是我的昵称。"

"哦，那么？"

"我的真名是汉斯·克里斯蒂安(Hans Christian)。"

我的心跳停顿了一下："所以你的全名是汉斯·克里斯蒂安·安徒生？"

"是的，"他又笑着说，"我自己就像个童话故事。"

这个名字似乎惊人得合适。

结语　一切皆有可能

汉斯·克里斯蒂安·安徒生以讲述精彩的故事而闻名，故事里各种奇特的生物会教给我们重要的人生哲理，这个比喻很好地阐述了我这些年来一直在努力达到的目标。

*

一些科学家认为，专注于个人和他们的故事太过主观，从而很难得到任何关于大脑的科学解释。我不这么认为。诚然，科学引以为豪的是它能解释我们生活中能被准确测量和测试的部分，客观性也就理所当然成为科学的坚实脊梁。但我认为主观性是科学的血肉之躯。两者都是必要的，少了哪个都不行。亚历山大·鲁利亚（Alexander Luria）曾把这种个案故事称为"科学的浪漫情怀"，我在此想借用这个概念。让我们为大脑研究增加一些浪漫色彩，也许只有这样，我们才能对大脑的功能有一个真正完整的认识。

我希望你通过书中的故事能够更好地了解自己的大脑。我所谓自己的大脑，就是指你自己。不知从什么时候开始，我们会把自己的大脑和自己本人两个概念分开来。这就大错特错了。当你从清晨中醒来，当你感受到亲情，当你解出一道难题，生活中的每个点滴都定义着我们自己，而这些都是通过我们头骨中的那团物质的活动来实现的。我们所有的价值观，我们的情绪，我们的想法——正如笛卡儿所说，并非飘浮在无形之中，它们都有其生物学的根基。尽管我一直都与神经科学家合作，但直到现在我才理解其中的深意。只有目睹了当大脑出现问题时一个人能变得多么奇特，我才真正理解了这句话：我和自己的大脑并非两个概念，我们就是自己的大脑。

不可思议的大脑

对于为什么大脑能够感知自我，我们还不能给出完整的解释。我们常常可以在食不知味的情形下吃完一顿饭，可以不考虑方向就顺利地回到家里，甚至可能忙碌了一整天而不需要考虑自己在做什么。大脑自己就可以完成吃饭、斗争、生育一系列的功能，那为什么还需要这个偶尔跑出来监工的"我"呢？即使出现了更高分辨率的成像技术、基因操作和顶级医疗技术，我们可能也不会马上找到这个问题的答案。正因为我们的大脑已经复杂到可以提出这个问题，我们可能很难完全理解这个复杂的大脑。正如我的教授克莱夫给我们上的第一课所说："如果我们的大脑如此简单能让我们完全理解它，那么我们就会简单到无法理解这个概念。"

不用说，我们应该珍惜大脑让我们感受到的生活，尤其是那些不"寻常"的生活。本书中的人物自然是非同寻常，而我希望你感到神奇的是他们的人性而非怪癖，你所惊叹的是我们的共同之处而非差异。他们的故事告诉我们，人人都有不可思议的大脑。也许我们没有像鲍勃那样的记忆，但我们都能想起过去成千上万的精彩瞬间。也许我们没法听到不存在的旋律或者看到空中的彩色光环，但是我们也会出现幻觉：我们对现实的认识也都基于此。我们可能永远不会像乔尔那样感同身受，但由于镜像神经细胞的存在，我们也能或多或少地感觉到他人的情绪。

我们每个人都拥有这个非凡的神经系统，它让我们能感受到强烈的爱，让他人开怀大笑，让我们经历独一无二、复杂多变的人生。它让我们能记住无限的知识，创造崭新的想法，凭借灵感找到答案。我们的大脑还有如此多的谜题有待发现，而当我们最终成功揭开谜底时，我想这将是最浪漫的一刻。

结语　一切皆有可能

注释和引用

引言

1. The Edwin Smith Surgical Papyrus, Case 1 (1, 1—12). Translation by James P. Allen of the Metropolitan Museum of Art in New York.

2. Clarke, E., and O'Malley, C. D., "The Human Brain and Spinal Cord", *American Journal of Medical Sciences*, 17, 1968, pp. 467—9.

3. Caron, L., "Thomas Willis, the Restoration and the First Works of Neurology", *Medical History*, 59 (4), 2015, pp. 525—53.

4. 古希腊和罗马医师认为，四种体液流过大脑和身体，分别是黑胆汁、黄胆汁、血液和粘液。这个想法主导了整个欧洲的医学体系长达多个世纪，正如希波克拉底（Hippocrates）也宣扬任何一种体液的失衡，不论是过量或者缺乏都会导致疾病。

5. Jay, Mike, *This Way Madness Lies: The Asylum and Beyond*, Thames & Hudson, 2016.

6. Sacks, Oliver, *The Man Who Mistook His Wife for a Hat*, Touchstone, 1985.

第一章：鲍勃

1. Corkin, Suzanne, *Permanent Present Tense：The Man with No Memory, and What He Taught the World*, Penguin, 2013.

2. Milner, B., et al., "Further Analysis of the Hippocampal Amnesic Syndrome：14-Year Follow-up Study of H. M", *Neuropsychologia*, 6, 1968, pp. 215—34.

3. 选自苏珊娜·科尔金讲述的与亨利·莫莱森（H. M）的接触："Henry Molaison：The incredible story of the man with no memory", *The Telegraph*, 10 May 2013.

4. Bunuel, Luis, *My Last Breath*, Vintage Digital, 2011, p. 121.

5. 如果你想更多了解关于所罗门·舍雷舍夫斯基和他的神奇记忆，可参见 Luria, Alexander, *The Mind of a Mnemonist：A Little Book About a Vast Memory*, Harvard University Press, 1987.

6. Parker, E. S., et al., "A Case of Unusual Autobiographical Remembering", *Neurocase*, 12, 2006, pp. 35—49.

7. Foer, Joshua, *Moonwalking with Einstein*, Penguin, 2011.

8. Maguire, E., "Routes to Remembering：The Brains Behind Superior Memory", *Nature Neuroscience*, 6（1）, 2002, pp. 90—5.

9. McGaugh, J. L., et al., "A Case of Unusual Autobiographical Remembering", *Neurocase*, 12, 2006, pp. 35—49.

10. Penfield, W., and Perot, P., "The Brain's Record of Auditory and Visual Experience：A Final Summary and Discussion", *Brain*,

86（4），1963，pp. 595—696.

11. 克莱尔·威尔逊（Clare Wilson）有一篇专门讲述记忆的详尽报道："What Does a Memory in My Brain Look Like?"，*New Scientist*，Issue 3049，28 November 2015.

12. James，William，*Text-book of Psychology*，Macmillan，1892.

13. Akers，K. G.，et al.，"Hippocampal Neurogenesis Regulates Forgetting During Adulthood and Infancy"，*Science*，344（6184），2014，pp. 598—602.

14. 伊丽莎白·洛夫特斯（Elizabeth Loftus）报道了克里斯的故事：*Implicit Memory and Metacognition*，ed. Lynne Reder，Psychology Press，1996.

15. 更多关于荷兰学院和金骑士的故事在此：www. cbsnews. com/news/a_60_minutes_story_you_will_never_forget.

16. LePort，A. K.，et al.，"Highly Superior Autobiographical Memory：Quality and Quantity of Retention Over Time"，*Frontiers in Psychology*，6，2016，p. 2017.

第二章：莎朗

1. Iaria，G.，et al.，"Developmental Topographical Disorientation：Case One"，*Neuropsychologia*，47（1），2009，pp. 30—40.

2. 同上.

3. Maguire，E. A.，et al.，"Navigation-Related Structural Change in the Hippocampi of Taxi Drivers"，*PNAS*，97（8），2000，pp. 4398—403.

4. Woollett, K., and Maguire, E. A., "Acquiring 'the Knowledge' of London's Layout Drives Structural Brain Changes", *Current Biology*, 21 (24), 2011, pp. 2109—114.

5. O'Keefe, J., "A Review of the Hippocampal Place Cells", *Progress in Neurobiology*, 13 (4), 1979, pp. 419—39.

6. Hafting, T., et al., "Microstructure of a Spatial Map in the Entorhinal Cortex", *Nature*, 436, 2005, pp. 801—6.

7. "Geraldine Largay's Wrong Turn: Death on the Appalachian Trail", *New York Times*, 26 May 2016.

8. "Use Or Lose Our Navigational Skills", *Nature Comment*, 31 March 2016.

9. Woollett, K., et al., "Talent in the Taxi: A Model System for Exploring Expertise", *Philosophical Transactions of the Royal Society B*, 364, 2009, pp. 1407—16.

10. 莎朗提到她最近认识了两个方位发育障碍的患者，他们也是通过转圈来重置大脑地图的。他俩都是在博客上听到她对自己病症的描述之后，立刻联系了她。其中的那位女性就像莎朗一样，自从她小时候发现了转圈的技巧之后，多年来也一直这么做。

11. Barclay, S. F., et al., "Familial Aggregation in Developmental Topographical Disorientation (DTD)", *Cognitive Neuropsychology*, 6, 2016, pp. 1—10.

第三章：鲁本

1. Haraldsson, Eriendur, and Gissurarson, Loftur, *Indridi Indridason：The Icelandic Physical Medium*, White Crow Productions, 2015.

2. Gissurarson, L. R., and Gunnarsson, A., "An Experiment with the Alleged Human Aura", *Journal of the American Society for Psychical Research*, 91, 1997, pp. 33—49.

3. 萨克斯论文的翻译版在此：Jewanski, J., et al., "A Colourful Albino：The First Documented Case of Synaesthesia, by Georg Tobias Ludwig Sachs in 1812", *Journal of the History of the Neurosciences*, 18（3）, 2009, pp. 293—303.

4. Nabokov, Vladimir, *Speak, Memory：An Autobiography Revisited*, Penguin Modern Classics, 2012, pp. 23—5

5. Bor, D., et al., "Adults Can Be Trained to Acquire Synesthetic Experiences", *Nature Scientific Reports*, 4, 2014, p. 7089.

6. 拉马钱德兰在此对这个问题进行了深入的讨论：Ramachandran, V. S., *The Tell-Tale Brain：Unlocking the Mystery of Human Nature*, Cornerstone Digital, 2012.

7. Atkinson, J., et al., "Synesthesia for Manual Alphabet Letters and Numeral Signs in Second-Language Users of Signed Languages", *Neurocase*, 22（4）, 2016, pp. 379—86.

8. Chun, C. A., and Hupe, J.-M., "Mirror-Touch and Ticker Tape Experiences in Synesthesia", *Frontiers in Psychology*, 4, 2013,

p. 776.

9. Nielsen, J., et al., "Synaesthesia and Sexuality: The Influence of Synaesthetic Perceptions on Sexual Experience", *Frontiers in Psychology*, 4, 2013, p. 751.

10. Kayser, D. N., et al., "Red and Romantic Behavior in Men Viewing Women", *European Journal of Social Psychology*, 40 (6), 2010, pp. 901—8.

11. Attrill, M. J., et al., "Red Shirt Colour is Associated with Long-Term Team Success in English Football", *Journal of Sports Sciences*, 26 (6), 2008, pp. 577—82.

12. Hill, R. A., and Barton, R. A., "Red Enhances Human Performance in Contests", *Nature*, 435, 2005, p. 293.

13. 在此之前我写过一篇关于吸引力的进化理论 "Darwinian Dating: Baby, I'm Your Natural Selection", *New Scientist*, Issue 2799, 12 February 2011.

14. 关于这个问题，我主要引用了亚当·罗杰斯（Adam Rogers）给出的详细解答 "The Science of Why No One Agrees on the Color of This Dress", *Wired*, 26 February 2015.

15. Milan, E. G., et al., "Auras in Mysticism and Synaesthesia: A Comparison", *Consciousness and Cognition*, 21, 2011, pp. 258—68.

16. Ramachandran, V. S., and Hubbard, E. M., "Psychophysical Investigations into the Neural Basis of Synaesthesia", *Proceedings of the Royal Society B*, 268, 2001, pp. 979—83.

第四章：汤米

1. Burns, J. M., and Swerdlow, R. H., "Right Orbitofrontal Tumor with Pedophilia Symptom and Constructional Apraxia Sign", *Archives of Neurology*, 60, 2003, pp. 437—40.

2. 关于这个研究的更多细节可参见：Segal, Nancy, *Born Together-Reared Apart：The Landmark Minnesota Twin Study*, Harvard University Press, 2012.

3. Segal, N., et al., "Unrelated Look-Alikes：Replicated Study of Personality Similarity and Qualitative Findings on Social Relatedness", *Personality and Individual Differences*, 55（2）, 2013, pp. 169—74.

4. Gatz, M., et al., "Importance of Shared Genes and Shared Environments for Symptoms of Depression in Older Adults", *Journal of Abnormal Psychology*, 101（4）, 1992, pp. 701—8.

5. Kosslyn, Stephen, and Miller, G. Wayne, *Top Brain, Bottom Brain：Surprising Insights into How You Think*, Simon & Schuster, 2013.

6. 汤米的部分艺术作品的网址：www. tommymchugh. co. uk.

7. 对自己和其他人这种强烈的写作欲望，弗拉赫蒂在此进行了深入的探讨：Flaherty, Alice, *The Midnight Disease：The Drive to Write, Writer's Block, and the Creative Brain*, Mariner Books, 2005.

8. Woollacott, I. O., et al., "Compulsive Versifying After Treatment

of Transient Epileptic Amnesia", *Neurocase*, 21 (5), 2015, pp. 548—53.

9. Woolley, A. W., et al., "Using Brain-Based Measures to Compose Teams: How Individual Capabilities and Team Collaboration Strategies Jointly Shape Performance", *Social Neuroscience*, 2 (2), 2007, pp. 96—105.

第五章：西尔维娅

1. *The Neuroscience of Hallucinations*, ed. Renaud Jardri, et al., Springer, 2013.

2. Sacks, Oliver, *Hallucinations*, Picador, 2012.

3. 本章的部分内容改编自我之前的一篇专题报道："Making Things Up", *New Scientist*, Issue 3098, 5 November 2016.

4. Ffytche, D. H., et al., "The Anatomy of Conscious Vision: An fMRI Study of Visual Hallucinations", *Nature Neuroscience*, 1 (8), 1998, pp. 738—42.

5. Charles Bonnet, 1760, as quoted by Oliver Sacks in his TED Talk *What Hallucination Reveals About Our Minds*, 2009.

6. Rosenhan, D. L., "On Being Sane in Insane Places", *Science*, 179, 1973, pp. 250—8.

7. McGrath, J. J., et al., "Psychotic Experiences in the General Population", *JAMA Psychiatry*, 72 (2), 2015, pp. 697—705.

8. Wackermann, J., et al., "Ganzfeld-Induced Hallucinatory Experience, its Phenomenology and Cerebral Electrophysiology", *Cortex*,

44, 2008, pp. 1364—78.

9. Frith, Chris, *Making Up the Mind*: *How the Brain Creates Our Mental World*, Wiley-Blackwell, 2007, p. 111.

10. Kumar, S., et al., "A Brain Basis for Musical Hallucinations", *Cortex*, 52 (100), 2014, pp. 86—97.

11. Daniel, C., and Mason, O. J., "Predicting Psychotic-Like Experiences During Sensory Deprivation", *BioMed Research International*, 2015, p. 439379.

第六章：马塔尔

1. Woodwood, Ian, *The Werewolf Delusion*, Paddington Press, 1979, p. 48.

2. 改编自罗素·霍普·罗宾斯的著作: *The Encyclopaedia of Witchcraft and Demonology*, Springer Books, 1967, p. 234.

3. Moselhy, H. F., "Lycanthropy, Mythology and Medicine", *Irish Journal of Psychological Medicine*, 11 (4), 1994, pp. 168—70.

4. Keck, P. E., et al., "Lycanthropy: Alive and Well in the Twentieth Century", *Psychological Medicine*, 18 (1), 1988, pp. 113—20.

5. Toyoshima, M., et al., "Analysis of Induced Pluripotent Stem Cells Carrying 22q11.2 Deletion", *Translational Psychiatry*, 6, 2016, e934.

6. Frith, C. D., et al., "Abnormalities in the Awareness and Control of Action", *Philosophical Transactions of the Royal Society B*, 355,

2000, pp. 1771—88.

7. Lemaitre, A.-L., et al., "Individuals with Pronounced Schizotypal Traits are Particularly Successful in Tickling Themselves", *Consciousness and Cognition*, 41, 2016, pp. 64—71.

8. Large, M., et al., "Homicide Due to Mental Disorder in England and Wales Over 50 Years", *British Journal of Psychiatry*, 193 (2), 2008, pp. 130—3.

9. 在科普作家莫·科斯坦迪（Mo Costandi）的博客中，有一段对潘菲尔德的生活工作的精彩描述："Wilder Penfield, Neural Cartographer". www. neurophilosophy. word-press. com, 27 August 2008.

10. McGeoch, P. D., et al., "Xenomelia：A New Right Parietal Lobe Syndrome", *Journal of Neurology*, *Neurosurgery and Psychiatry*, 82（12）, 2011, pp. 1314—19.

11. Case, L. K., et al., "Altered White Matter and Sensory Response to Bodily Sensation in Female-to-Male Transgender Individuals", *Archives of Sexual Behavior*, Sept 2016, pp. 1—15.

第七章：露易丝

1. *Amiel's Journal*：*The Journal Intime of Henri-Frédéric Amiel*, trans. Mrs Humphrey Ward, A. L. Burt Company, 1900.

2. 根据蒙克博物馆高级策展人格德·沃尔（Gerd Woll）的回忆，由阿瑟·卢博（Arthur Lubow）报道："Edvard Munch：Beyond The Scream", *Smithsonian Magazine*, 2006.

3. 引自蒙克博物馆官方翻译. www. emunch. no.

4. http：//www. dpselfhelp. com/forum.

5. Couto, B., et al., "The Man Who Feels Two Hearts: The Different Pathways of Interoception", *Social Cognitive and Affective Neuroscience*, 9 (9), 2014, pp. 1253—60.

6. Damasio, Antonio, *Descartes" Error: Emotion, Reason and the Human Brain*, Vintage Digital, 2008.

7. 更多达马西奥对这个问题的讨论在此：www. scientificamerican. com/article/feeling-our-emotions.

8. Medford, N., et al., "Emotional Experience and Awareness of Self: Functional MRI Studies of Depersonalization Disorder", *Frontiers in Psychology*, 7 (432), 2016, pp. 1—15.

9. Medford, N., "Emotion and the Unreal Self: Depersonalization Disorder and De-affectualization", *Emotion Review*, 4 (2), 2012, pp. 139—44.

10. Khalsa, S. S., et al., "Interoceptive Awareness in Experienced Meditators", *Psychophysiology*, 45 (4), 2007, pp. 671—7.

11. Ainley, V., etal., "LookingintoMyself: Changes-inInteroceptive Sensitivity During Mirror Self-Observation", *Psychophysiology*, 49 (11), 2012, pp. 1504—8.

第八章：格雷姆

1. Pearn, J., and Gardner-Thorpe, C., "Jules Cotard (1840—1889): His Life and the Unique Syndrome Which Bears His Name", *Neurology*, 58, 2002, pp. 1400—3.

2. 同上.

3. Cotard, J.-M., "Du Delire des Negations", *Archives de Neurologie*, 4, 1882, pp. 152—70. 特别鸣谢詹尼弗·哈尔彭（Jennifer Halpern）帮我把这篇法语文章翻译成了英文。

4. Pearn and Gardner-Thorpe, "Jules Cotard".

5. Clarke, Basil, *Mental Disorder in Earlier Britain: Exploratory Studies*, University of Wales Press, 1975.

6. Lemnius, Levinus, *The Touchstone of Complexions*, Marshe, 1581, title page.

7. 同上.

8. 同上, p. 152.

9. Owen, A. M., et al., "Detecting Awareness in the Vegetative State", *Science*, 313, 2006, p. 1402.

10. Yu, F., et al., "A New Case of Complete Primary Cerebellar Agenesis: Clinical and Imaging Findings in a Living Patient", *Brain*, 138 (6), 2015, e353.

11. Servick, Kelly "A Magnetic Trick to Define Consciousness", *Wired*, 15 August 2013.

12. Casali, A. G., et al., "A Theoretically Based Index of Con-

sciousness Independent of Sensory Processing and Behavior", *Science Translational Medicine*, 5 (198), 2013.

13. Koubeissi, M. Z., et al., "Electrical Stimulation of a Small Brain Area Reversibly Disrupts Consciousness", *Epilepsy & Behavior*, 37, 2014, pp. 32—5.

14. Charland-Verville, V., et al., "Brain Dead Yet Mind Alive: A Positron Emission Tomography Case Study of Brain Metabolism in Cotard's Syndrome", *Cortex*, 49 (7), 2013, pp. 1997—9.

15. Linden, T., and Helldén, A., "Cotard's Syndromeasan Adverse Effect of Acyclovir Treatment in Renal Failure", *Journal of the Neurological Sciences*, 333 (1), 2013, e650.

16. 出自汉斯·福斯特（Hans Forstl）和芭芭拉·贝斯（Barbara）的文章："Charles Bonnet's Description of Cotard's Delusion and Reduplicative Paramnesia in an Elderly Patient (1788)", *British Journal of Psychiatry*, 160, 1992, p. 416—418.

17. Ryle, Gilbert, *The Concept of Mind*, Peregrine, 1949, pp. 186—9.

第九章：乔尔

1. Pellegrino, G. di, et al., "Understanding Motor Events: A Neurophysiological Study", *Experimental Brain Research*, 91 (1), 1992, pp. 176—80.

2. Perry, A., et al., "Mirroring in the Human Brain: Deciphering the Spatial-Temporal Patterns of the Human Mirror Neuron System",

Cerebral Cortex, 2017, pp. 1—10.

3. Blakemore, S.-J., et al., "Somatosensory Activations During the Observation of Touch and a Case of Vision-Touch Synaesthesia", *Brain*, 128 (7), 2005, pp. 1571—83.

4. Banissy, M. J., et al., "Superior Facial Expression, But Not Identity Recognition, in Mirror-Touch Synaesthesia", *Journal of Neuroscience*, 31 (5), 2011, pp. 1820—4.

5. Ward, J., and Banissy, M. J., "Explaining Mirror-Touch Synesthesia", *Cognitive Neuroscience*, 6 (2—3), 2015, pp. 118—33.

6. Santiesteban, I., et al., "Mirror-Touch Synaesthesia: Difficulties Inhibiting the Other", *Cortex*, 71, 2015, pp. 116—21.

7. Kramer, A. D. I., et al., "Experimental Evidence of Massive-Scale Emotional Contagion Through Social Networks", *PNAS*, 111 (24), 2014, pp. 8788—90.

8. Meffert, H., et al., "Reduced Spontaneous but Relatively Normal DeliberateVicarious Representations in Psychopathy", *Brain*, 136 (8), 2013, pp. 2550—62.

9. Singer, T., and Klimecki, O. M., "Empathy and Compassion", *Current Biology*, 24 (18), 2014, pp. 875—8.

结语

1. Beard, G., "Remarks Upon Jumpers or Jumping Frenchmen", *Journal of Nervous Mental Disorders*, 5, 1878, p. 526.

2. Beard, G., "Experiments with the Jumpers of Maine", *Pop Science*

Monthly, 18, 1880, pp. 170—8.

3. Saint-Hilaire, M. -H., et al., "Jumping Frenchmen of Maine", *Neurology*, 36, 1986, p. 1269.

4. "The most easily scared guy in the world?", 14 December 2012, https://www. youtube. com/watch? v=WfQ4t2E7iAU.

致谢

　　我首先要感谢鲍勃、莎朗、鲁本、汤米、希罗、西尔维娅、马塔尔、露易丝、格雷姆、乔尔、巴斯，以及他们的家人和朋友们，感谢大家让我了解他们的家庭工作和生活，允许我讲述他们不可思议的故事。我非常感激所有人。

　　我还要向那些科学家们表示最诚挚的感谢，感谢他们花时间与我讨论，让我能够准确地阐述这些内容。

　　接下来我要感谢了不起的编辑们：乔治娜、凯特和丹妮丝，感谢你们持久的耐心、不断的指导和惊人的洞察力。从始至终，和你们的合作都一直非常愉快。同样，我还要感谢凯瑟琳、杰西卡、蒂芙尼和迈克，他们的编辑建议给我提供了很大帮助，我也很高兴结交到这些朋友。

　　马克斯，我的经纪人，感谢您邀请我成为"布罗克曼家族"的一员。

　　我也非常感谢《新科学》（*New Scientist*）杂志的每个人，是你们帮助我成长为一名记者和编辑，要是没有这段经历就没有这本书。尤其是你，杰里米，特别感谢你多年前给我的机会，虽然你当时认为我"完全不能胜任"！

　　我还要感谢其他朋友随时随地的倾听和陪伴——尤其是伊丽莎白、埃米莉、法蒂玛和萨拉。

虽然奥利弗·萨克斯已经离我们而去了，但我想特别表达自己对他最诚挚的尊重和敬爱。在我的一生中，他的作品给了我很大的启发。虽然我和他仅仅谈过一次话，但毋庸置疑，那是我人生中最精彩的对话。

最后是我的家人，特别是父亲和我的姐妹，是他们一贯地支持和爱让我完成了这次征程。我太爱你们了，我把这本书献给了去世的妈妈，我相信她会喜欢的，但是你们也都是其中的一部分。

最后的最后，阿莱克斯，感谢你恒久的爱情、无限的包容和鼓励，尤其是在过去的两年中。我将永远铭记让我们走到一起的手指三明治。

图书在版编目（CIP）数据

不可思议的大脑/（英）海伦·汤姆森著；孙昱姣译. —长沙：湖南科学技术出版社，2021. 5

ISBN 978 - 7 - 5710 - 0833 - 8

Ⅰ. ①不… Ⅱ. ①海… ②孙… Ⅲ. ①大脑－普及读物 Ⅳ. ①R338. 2－49

中国版本图书馆 CIP 数据核字（2020）第 226349 号

湖南科学技术出版社获得本书中文简体版中国大陆独家出版发行权
著作权合同登记号　18 - 2015 - 062

BUKESIYI DE DANAO
不可思议的大脑

著　　者：〔英〕海伦·汤姆森
译　　者：孙昱姣
策划编辑：吴　炜
责任编辑：杨　波
出版发行：湖南科学技术出版社
社　　址：长沙市湘雅路 276 号
　　　　　http：//www. hnstp. com
湖南科学技术出版社天猫旗舰店网址：http：//hnkjcbs. tmall. com
印　　刷：长沙鸿和印务有限公司
厂　　址：长沙市望城区普瑞西路858号金荣企业公园C10栋
邮　　编：410200
版　　次：2021 年 5 月第 1 版
印　　次：2021 年 5 月第 1 次印刷
开　　本：880mm×1230mm　1/32
印　　张：9
字　　数：187 千字
书　　号：ISBN 978 - 7 - 5710 - 0833 - 8
定　　价：49. 00 元

（版权所有·翻印必究）